第 2 辑

儿科喘息性病例
集锦及评析

主　编　洪建国

U0235296

人民卫生出版社

图书在版编目（CIP）数据

儿科喘息性病例集锦及评析. 第 2 辑 / 洪建国主编
. —2 版 . —北京：人民卫生出版社，2020
ISBN 978-7-117-29184-2

Ⅰ. ①儿…　Ⅱ. ①洪…　Ⅲ. ①小儿疾病 — 喘证 — 诊疗
Ⅳ. ①R725.6

中国版本图书馆 CIP 数据核字（2020）第 032068 号

人卫智网	**www.ipmph.com**	医学教育、学术、考试、健康，购书智慧智能综合服务平台
人卫官网	**www.pmph.com**	人卫官方资讯发布平台

儿科喘息性病例集锦及评析
第 2 辑

主　　编：洪建国
出版发行：人民卫生出版社（中继线 010-59780011）
地　　址：北京市朝阳区潘家园南里 19 号
邮　　编：100021
E - mail：pmph @ pmph.com
购书热线：010-59787592　010-59787584　010-65264830
印　　刷：三河市潮河印业有限公司
经　　销：新华书店
开　　本：710×1000　1/16　印张：9　插页：4
字　　数：166 千字
版　　次：2012 年 10 月第 1 版　2020 年 4 月第 2 版
　　　　　2020 年 4 月第 2 版第 2 次印刷（总第 4 次印刷）
标准书号：ISBN 978-7-117-29184-2
定　　价：49.00 元

打击盗版举报电话：010-59787491　E-mail：WQ @ pmph.com
质量问题联系电话：010-59787234　E-mail：zhiliang @ pmph.com

编委 （以姓氏笔画为序）

邓　力　广州市妇女儿童医疗中心

刘恩梅　重庆医科大学附属儿童医院

刘瀚旻　四川大学华西第二医院

张建华　上海交通大学医学院附属新华医院

张海邻　温州医科大学附属育英儿童医院

陈志敏　浙江大学医学院附属儿童医院

赵顺英　首都医科大学附属北京儿童医院

赵德育　南京医科大学附属儿童医院

洪建国　上海交通大学附属第一人民医院

鲍一笑　上海交通大学医学院附属上海儿童医学中心／

　　　　上海浦滨儿童医院

蔡栩栩　中国医科大学附属盛京医院

编者（以姓氏笔画为序）

王兴兰　首都医科大学附属北京儿童医院

王成举　陆军军医大学第二附属医院

田　静　首都医科大学附属北京儿童医院

向　龙　成都市第一人民医院

刘海沛　上海交通大学医学院附属新华医院

李亚男　吉林大学白求恩第一医院

李京阳　上海交通大学医学院附属新华医院

李雪静　浙江大学医学院附属儿童医院

杨　琳　四川大学华西第二医院

杨少灵　广州医科大学附属第一医院

吴小会　首都医科大学附属北京儿童医院

何春卉　广州市妇女儿童医疗中心

余　刚　温州医科大学附属育英儿童医院

张　雪　安徽省立医院

张　翔　首都医科大学附属北京儿童医院

张园园　浙江大学医学院附属儿童医院

陆小霞　武汉市儿童医院

陈　蒙　南京医科大学附属儿童医院

陈正荣　苏州大学附属儿童医院

陈莉娜　四川大学华西第二医院

欧阳学认　广州中医药大学第一附属医院

周文静　上海交通大学医学院附属仁济医院

周福蓉　成都市第一人民医院

徐　丹　浙江大学医学院附属儿童医院

唐铭钰　上海交通大学医学院附属上海儿童
　　　　医学中心

黄　赟　上海市徐汇区中心医院

温恩懿　陆军军医大学第二附属医院

谢晓虹　重庆医科大学附属儿童医院

魏　兵　中国人民解放军北部战区总医院

主编 简介

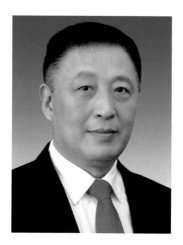

洪建国　教授

　　上海交通大学附属第一人民医院儿内科主任医师。担任中国医师协会变态反应医师分会副会长,上海市医师协会理事、儿科医师协会副会长,《中华儿科杂志》副总编。曾任第3、4届中华医学会变态反应学分会副主任委员,第14、15届中华医学会儿科学分会呼吸学组副组长,第3、4届上海市变态反应学会主任委员,第6、7、8届上海医学会儿科医学分会委员。

　　毕业于上海第二医学院儿科系(现上海交通大学医学院儿科学系)。曾获世界卫生组织奖学金赴加拿大多伦多大学附属儿童医院研修儿科呼吸病学。主要从事儿童呼吸系统疾病与变态反应性疾病的临床研究,于 20 世纪 80 年代率先在国内开展和推广儿童哮喘规范化管理技术,90 年代首先在国内建立了儿童肺功能正常预计值公式。近年先后主持制定了我国《儿童支气管哮喘诊断与防治指南》等多项儿科呼吸、变态反应学临床诊治指南和共识。担任国内外 10 余本核心学术期刊的副主编、常务编委等。主编学术专著 6 本,已在国内外发表学术论文 200 余篇。

前言

　　儿童喘息性疾病是指一组具有喘息症状的呼吸道综合征,具有反复发作的特点,儿童特别是学龄前儿童,喘息的病因、发病机制、临床病程及治疗反应与成人存在很大差异。近年来,关于儿童喘息性疾病的临床自然进程和儿童喘息性疾病异质性的研究已引起关注。

　　虽然随着临床诊治手段的提高和对疾病的深入了解,人们对儿童喘息性疾病的认识在不断提高,并相继制定了相关诊治指南/共识。但需要强调的是,临床医学是一门实践科学,在掌握一定理论知识的基础上,医师成长的诀窍(如有)之一就是看能否不断和善于通过病例分析获取经验。喘息性疾病好发、多发,病因不一,只有采取全程管理的策略才能及早使疾病得到明确的诊断,并达到良好控制。来自于临床的病例个案正是因为它比任何教科书和专著更贴近实践,更能体现临床诊治过程的"原生态",是最鲜活的教材,所以广受欢迎。临床病例处置过程中经验和教训尽显无遗。

　　第1辑《儿科喘息性病例集锦及评析》出版以来,受到了广大读者的喜爱,"实用性强、指导性强、具有极高的临床价值"是我看到的最多的评价。

　　《儿科喘息性病例集锦及评析》第2辑仍以真实病例为载体,以实际临床思维为导向。通过29个喘息性病例,从病情介绍、重要提示、讨论、评析四个方面对病例进行不同程度的探讨。本书的特点仍是从一个病例着手,根据病例主诉、现病史及实验室资料,系统性地对诊断、鉴别诊断及制定治疗原则等内容进行介绍,帮助临床医师从一个病例的探讨,上升为对一类疾病的认识和诊疗能力的综合提高,从而尽快巩固诊疗思维能力和增强临床经验。本书还邀请资深临床专家针对每个病例进行评析,从实践和理论的不同角度归纳总结相关疾病的诊治特点,为儿童喘息性疾病的临床诊治提供有益的指导和思考。

虽然我们尽可能地收集不同情况的病例,但由于时间所限,本书所纳入的病例并不能覆盖所有的儿童喘息性疾病。希望通过本书的出版,能够使儿科及相关科室的医师对儿童喘息性疾病给予更多关注,不断积累经验,提高喘息性疾病的临床诊治水平。也希望以后能有更多、更有价值的病例供大家一起讨论分享。

最后,衷心感谢各位作者提供病例和编委的大力支持,感谢他们在从事繁忙的临床工作之余,为本书的撰写所付出的努力与劳动。

本书出版之际,恳切希望广大读者在阅读过程中不吝赐教,欢迎发送邮件至邮箱 renweifuer@pmph.com,或扫描封底二维码,关注"人卫儿科学",对我们的工作予以批评指正,以期再版修订时进一步完善,更好地为大家服务。

洪建国

2020 年 3 月

目 录

病例 1

反复咳嗽、喘息 3 年,加重 1 天的支气管哮喘

【病情介绍】

患儿,男,5 岁,因"反复咳嗽、喘息 3 年,加重 1 天"于 2014 年 3 月 14 日入住广州中医药大学第一附属医院儿科住院部。

3 年前患儿受凉后出现咳喘,当地医院诊断为"喘息性支气管炎",给予解痉、平喘、止咳、抗感染后,症状可缓解。此后反复出现咳喘,多在感染、天气骤变、运动后出现,晨起、夜间加重,间断伴有发热,当地医院多次诊断为"喘息性支气管炎、支气管肺炎",给予对症、抗感染治疗,症状缓解后即停药。1 天前患儿受凉后再次出现咳嗽,夜间气促,伴喉间痰鸣,无发热,无呕吐,无腹泻,为进一步治疗收入笔者医院。

患儿既往有湿疹病史,对牛奶过敏,否认结核接触史。其叔叔有哮喘病史,至今使用药物控制。

入院时体格检查: 体温 37.0℃,呼吸 40 次/min,脉搏 116 次/min,血压 92/60mmHg,急性病容,神志清楚,唇周发绀,语言清晰,见呼吸三凹征,双肺呼吸音粗,可闻及大量哮鸣音,呼气相延长。心脏未见异常。腹部及神经系统检查未见阳性体征。

实验室检查: 血常规检查、生化全套、凝血四项、大小便检查正常,潮气通气功能检查提示重度阻塞性通气功能障碍。

入院诊断: 支气管哮喘急性发作。

诊断依据: ①患儿既往湿疹病史,对牛奶过敏;②其叔叔有哮喘病史,至今

使用药物控制;③反复咳嗽、喘息 3 年,多在感染、天气骤变、运动后出现,晨起、夜间加重;④入院前 1 天患儿受凉后咳嗽,夜间气促,伴喉间痰鸣,见呼吸三凹征,双肺呼吸音粗,可闻及大量哮鸣音,呼气相延长;⑤潮气通气功能:重度阻塞性通气功能障碍,见图 1-1。

			Best	Act1	Act2	Act3	Act4	Act5
Date			14-03-14					
Time			15:05:35					
tPTEF%tE (mean)	[%]		10.6		11.4	10.7	10.4	10.0
VPEF%VE (mean)	[%]		16.2		16.5	15.7	17.1	15.4
Time to PTEF	[s]		0.19		0.20	0.19	0.20	0.18
Exp. volume at PTEF	[ml]		16.7		16.6	16.0	17.9	16.1
Minute ventilation	[L/min]		2.29		2.27	2.31	2.27	2.32
Tidal Volume	[ml]		103.0		100.6	102.2	105.0	104.5
Tidal volume / kg	[ml/kg]		7.6		7.4	7.6	7.8	7.7
Respiratory rate	[1/min]		22.3		22.6	22.6	21.6	22.2
Total breath time	[s]		2.69		2.66	2.65	2.78	2.70
Inspiratory time	[s]		0.88		0.87	0.91	0.88	0.85
Expiratory time	[s]		1.82		1.79	1.74	1.90	1.85
Mean insp. flow	[ml/s]		117		116	112	119	123
Mean exsp. flow	[ml/s]		57		56	59	55	57
Ratio tI to tE			0.48		0.49	0.52	0.46	0.46
Ratio tI to tTot			0.33		0.33	0.34	0.32	0.31
Peak exsp. flow	[ml/s]		118		108	113	120	118
TEF 75% remaining	[ml/s]		114		104	109	115	114
TEF 50% remaining	[ml/s]		74		73	75	80	74
TEF 25% remaining	[ml/s]		44		44	46	43	44
TEF50 as % TIF50	[%]		44.0		45.7	49.9	48.4	44.0
PTEF as % VT	[%]		114.9		107.4	110.6	114.2	113.3
PTEF as % TEF25	[%]		266.7		248.0	248.0	280.3	266.7

结论:
潮气容量环测定:重度阻塞性肺通气功能障碍。请结合临床。

图 1-1　入院时肺功能结果

住院治疗:①综合治疗:吸氧、合理饮食、加强护理、静脉输液支持治疗;②抗炎:泼尼松龙 2mg/kg,b.i.d.,静脉输注 3 天;③雾化:布地奈德混悬液 0.5mg+异丙托溴铵溶液 250μg+沙丁胺醇雾化吸入溶液 2.5mg,q.8h.;④抗白三烯:孟鲁司特钠咀嚼片 4mg,q.n.;⑤中药汤剂联合治疗。经上述治疗后症状改善,次日停止吸氧,吸入治疗逐渐减量,第 6 天咳嗽喘息明显好转,剧烈活动肺部偶闻及少许哮鸣音,第 7 天出院。

诊断:支气管哮喘急性发作。

治疗和转归:1 个月后随访:期间无感冒,偶有咳嗽、喘息,晨起、活动后明显,精神、食欲、大小便正常。双肺呼吸音粗,左肺少许啰音。治疗:布地奈德混悬液 0.5mg+异丙托溴铵吸入溶液 250μg+硫酸特布他林雾化液 2.5mg 雾化吸入,b.i.d.,孟鲁司特钠咀嚼片 4mg,q.n.,中药汤剂。

3 个月后随访:期间偶有咳嗽、喘息,晨起、活动后为主,有感冒、发热,感冒期间咳嗽、喘息稍加重,无气促,口服及雾化治疗后能好转,未输液。好转后剧烈活动后仍有喘息,精神、食欲、大小便正常。双肺呼吸音粗,左肺少许干啰音。治疗:布地奈德混悬液 0.5mg+异丙托溴铵溶液 250μg 雾化吸入,b.i.d.,孟鲁司特钠咀嚼片 4mg,q.n.,中药汤剂。

6 个月后随访:期间偶有咳嗽、喘息,晨起、活动后为主,有感冒,感冒期间咳嗽、喘息加重,无气促,口服及雾化治疗后无好转,后诊所输液治疗 5 天好转。好转后剧烈活动后仍有喘息。双肺呼吸音粗,无啰音。治疗:布地奈德混悬液 0.5mg 雾化吸入,b.i.d.,孟鲁司特钠咀嚼片 4mg,q.n.,中药汤剂。

9 个月后随访:期间咳嗽、喘息较前好转,有感冒,咳嗽、喘息加重,无气促,口服药物后好转。双肺呼吸音粗,无啰音。治疗:停布地奈德,予孟鲁司特钠咀嚼片 4mg,q.n.,中药汤剂。

12 个月后随访:活动耐受较前好转,无明显咳嗽,平时剧烈活动后偶有喘息,晨起无明显喘息,期间无感冒。双肺呼吸音粗,无啰音。复查潮气通气功能:基本正常,见图 1-2。治疗:孟鲁司特钠咀嚼片 4mg,q.n.,中药汤剂。

图 1-2　12 个月后随访肺功能结果

15 个月后电话随访:无明显咳嗽、喘息,精神、食欲、睡眠、大小便无异常。治疗:停中药,予孟鲁司特钠咀嚼片 4mg,q.n.。

【重要提示】

1. 5 岁男患儿,慢性病急性发作。
2. 临床表现主要为咳嗽、喘息。
3. 体征为双肺呼吸音粗,可闻及大量哮鸣音,呼气相延长。
4. 潮气通气功能　重度阻塞性通气功能障碍。

（欧阳学认）

【评析】

这是一个相对典型的5岁以下儿童哮喘诊断和治疗的病例。中间折射出临床常见的关于哮喘规范化诊疗中的普遍问题。

关于诊断，该患儿首次起病于2岁。按照全球哮喘防治创议（Global Initiative for Asthma，GINA）方案[1]和我国的《儿童支气管哮喘诊断与防治指南（2016年版）》[2]，5岁及以下儿童确诊为哮喘是困难的，原因是在这个年龄时期，非哮喘患儿也常常会出现喘息、咳嗽等间歇性呼吸道症状，尤其是0~2岁婴幼儿。临床实践中常根据哮喘预测指数等工具评估其成为哮喘的可能性。结合本例患儿临床资料，特别是病程已经3年，其哮喘的诊断线索是明确存在的。但仍然需要完善过敏状态检测、胸部影像学检查，必要时行纤维支气管镜检查，以除外呼吸和循环系统先天畸形、特殊感染、免疫缺陷、异物吸入等疾病。

关于治疗，本次起病是典型的急性发作。需注意的是，急性发作时指南推荐的首选是短效 β_2- 受体激动剂雾化吸入[3]，同时给予糖皮质激素，一般推荐高剂量，如布地奈德混悬液的起始用量是1mg/次而非0.5mg/次。如果病情严重，可静脉给予甲泼尼龙治疗。病情缓解后再逐渐减量。

病情缓解后的维持治疗可以选用吸入糖皮质激素（inhaled corticosteroid，ICS）继续治疗。但需注意的是，短效 β_2- 受体激动剂使用时间长（一般超过1个月）时，存在减敏现象，因此本例随访中如此长时间使用短效 β_2- 受体激动剂是欠妥当的。

儿童哮喘的随访是一个长期过程，药物减量和更换除应依据临床症状外还应当包括肺通气功能的检测。本例患儿的多次减量如果能够在症状评估的基础上再进行肺通气功能评估就更加稳妥了。

（刘瀚旻）

参考文献

1. Global Initiative for Asthma.Global Strategy for Asthma Management and Prevention（2018 update）.［2018-06-03］.http://www.ginasthma.org/2018-gina-report-global-strategy-for-asthma-management-and-prevention/.

2. 中华医学会儿科学分会呼吸学组哮喘协作组，《中华儿科杂志》编辑委员会.儿童支气管哮喘诊断与防治指南（2016年版）.中华儿科杂志，2016，54（3）：167-181.

3. Masoli M，Fabian D，Holt S，et al.The global burden of asthma：executive summary of the GINA Dissemination Committee report.Allergy，2004，59（5）：469-478.

病例 2

儿童哮喘规范化管理在哮喘控制中的作用——重视真实世界的儿童哮喘控制

【病情介绍】

患儿,女,6岁9个月,因"咳嗽1周,加重伴喘息2天"于2012年2月6日入住武汉市儿童医院呼吸科。患儿于1周前受凉后出现咳嗽,为连声干咳,活动后及夜间为多,无发热、胸闷、胸痛等不适,否认异物吸入史。2天前咳嗽加重,伴有喘息、胸闷、气促,睡眠不安,曾于外院行"沙丁胺醇吸入溶液等"雾化及输液治疗(具体用药情况不详)无明显好转,为进一步治疗于2012年2月6日转入武汉市儿童医院呼吸科。

既往有"湿疹"及"过敏性鼻炎"史,反复喘息史:自3岁以来发作性喘息3~5次/年,多在运动后加剧,春秋季明显。曾间断"吸入激素"治疗,否认食物过敏史,否认结核接触史,无外伤史。其母亲有"过敏性鼻炎"。

入院时体格检查:体温36.5℃,脉搏95次/min,呼吸28次/min,血压110/70mmHg。神志清楚,较烦躁,说话时有气短,口唇无发绀,有吸气性三凹征,咽充血,双肺满布哮鸣音,呼气相延长。心律齐,心音有力,各瓣膜听诊区未闻及杂音。腹平软,肝脾肋下未触及。神经系统及四肢未见异常。

实验室检查:血常规:WBC 12.4×10^9/L,N% 67.8%,EOS% 8.9%。CRP:18mg/L。血气分析:SaO_2 92%;PaO_2 61mmHg;$PaCO_2$ 45mmHg。肺通气功能:FEV_1达正常预计值65%。吸入性过敏原:屋尘螨(+++),粉尘螨(+++),狗毛(+)。血清总IgE 1 230U/ml;胸片示双肺纹理增强,透亮度增高,提示气肿改变。

入院时给予沙丁胺醇吸入溶液0.5ml和布地奈德混悬液1.0mg雾化吸入,

1 小时内每 20 分钟 1 次,连续 3 次。处理后 FEV_1 达正常预计值 75%,改变率 15%,支气管舒张试验阳性,SaO_2 94%。

入院诊断:

1. **儿童支气管哮喘** 中度持续:①患儿有反复发作性喘息史,多在接触冷空气、运动、感染后加重。②发作时双肺可闻及呼气相为主的哮鸣音,呼气相延长。③经平喘药物治疗后可缓解。④患儿有个人过敏史(湿疹、过敏性鼻炎),有变应性疾病家族史,吸入性过敏原阳性。EOS 8.9%,血清总 IgE 1 230U/ml。⑤患儿支气管舒张试验阳性。⑥除外其他疾病所引起的咳嗽、喘息、气促和胸闷。以上均支持儿童支气管哮喘的诊断。⑦患儿自 3 岁以来发作性喘息 3~5 次 / 年,FEV_1 仅达正常预计值 65%。支持中度持续的诊断。

2. **哮喘急性发作** 中度:①患儿受凉后突然发生喘息、咳嗽、气促、胸闷等症状,因此目前处于急性发作期;②说话时有气短伴烦躁;③有吸气性三凹症;④双肺满布哮鸣音,呼气相延长;⑤血氧饱和度(吸空气)SaO_2 92%。支持哮喘急性发作中度的分级。

3. **过敏性鼻炎** 患儿平素喜揉鼻,已在耳鼻喉科明确诊断"过敏性鼻炎"。

住院治疗:入院后针对患儿哮喘急性发作在第一时间内应用支气管舒张剂和糖皮质激素等哮喘缓解药物治疗后,迅速缓解气道阻塞症状,制定了长期治疗方案包括非药物干预和药物干预两部分:给予沙美特罗替卡松粉吸入剂 50μg/100μg,b.i.d.;丙酸氟替卡松鼻喷雾剂 1 喷,q.d.;变应原特异性免疫治疗(舌下免疫治疗);按需使用沙丁胺醇吸入溶液。

出院随访:1~3 个月复诊,复诊评估指标:C-ACT、体征、肺通气功能、外周血嗜酸性粒细胞计数(必要时)、检查吸药技术方法及环境因素控制等。患儿随访用药及控制情况(1~6 个月)见表 2-1。

表 2-1 患儿随访用药及控制情况(1~6 个月)

	1~3 个月	4~5 个月	6 个月
用药情况	按时吸药	按时吸药	按时吸药
临床症状	无喘息发作 C-ACT 评分 22	无喘息发作 C-ACT 评分 22	鼻塞、流涕、打喷嚏 2 周,晨起咳嗽
肺通气功能	FEV_1:80% 预计值 PEF:81% 预计值	FEV_1:80% 预计值 PEF:81% 预计值	FEV_1:71% 预计值 PEF:75% 预计值
药物使用	沙美特罗替卡松粉吸入剂 1 吸,b.i.d. 丙酸氟替卡松鼻喷雾剂 2 周减量,1 个月停用 变应原特异性免疫治疗	沙美特罗替卡松粉吸入剂 2 天 3 吸 变应原特异性免疫治疗	沙美特罗替卡松粉吸入剂 2 天 3 吸 变应原特异性免疫治疗 按需使用沙丁胺醇吸入溶液

患儿在出院后 5 个月的随访中临床症状、C-ACT 评分及肺功能均达到理想状态,但在出院后 6 个月的第 2 周患儿受凉感冒之后出现持续流涕,晨起咳痰;体格检查可见鼻黏膜红肿、充血,鼻腔内可见脓性鼻痂,咽喉后壁可见脓涕附着,双肺呼吸音粗糙,未闻及哮鸣音。实验室检查为血常规:WBC $8.35 \times 10^9/L$,N% 28.2%,L% 66%,EOS% 9.1%;肺功能:FEV_1 达正常预计值 71%;鼻窦 CT:鼻窦炎,鼻甲肥大。评估吸入方法:随意,屏气时长不够。追问病史发现:未按时用药。

诊断:①儿童支气管哮喘,中度持续,部分控制;②过敏性鼻炎,鼻窦炎。

治疗和转归:予布地奈德混悬液 + 沙丁胺醇吸入溶液雾化,t.i.d.;氯雷他定 5ml,q.d.;孟鲁司特钠 5mg,q.n.;丙酸氟替卡松鼻喷雾剂 1 喷,q.d.;鼻腔冲洗 5~7 天;口服大环内酯类药物。2 周后:维持治疗:沙美特罗替卡松粉吸入剂 2 天 3 吸;按需使用沙丁胺醇吸入气雾剂;孟鲁司特钠 5mg,q.n.;丙酸氟替卡松鼻喷雾剂 1 喷,q.d.;特异性免疫治疗。1 个月后复查评估指标:C-ACT、体征、肺功能、外周血嗜酸性粒细胞计数(必要时)、检查吸药技术方法及环境因素控制等。

【重要提示】

1. 6 岁 9 个月女孩,"咳嗽 1 周,加重伴喘息 2 天"入院。咳嗽为连声干咳,活动后及夜间为多,有反复喘息史,自 3 岁以来发作性喘息 3~5 次 / 年,多在运动后加剧,春秋季明显。未按哮喘规范治疗。否认异物吸入史。

2. 既往有"湿疹"及"过敏性鼻炎"史;其母亲有"过敏性鼻炎"。

3. 体格检查 神志清楚,较烦躁,说话时有气短,口唇无发绀,有吸气性三凹征,咽充血,双肺满布哮鸣音,呼气相延长。

4. 辅助检查 血常规提示嗜酸性粒细胞升高,吸入性过敏原(+),血清总 IgE 升高,肺功能检查支气管舒张试验阳性。

5. 入院后经抗哮喘治疗有效。

【讨论】

支气管哮喘是儿童时期常见的慢性呼吸道疾病,随着工业化和城市化的不断发展,我国城市儿童哮喘的发生率呈上升趋势[1],不仅给患儿及其家长带来了巨大的经济和精神负担,也已经成为一种公共卫生问题,引起了越来越多研究者的关注。

已经证实,哮喘是一种有多种炎性细胞(如嗜酸性粒细胞、肥大细胞、T淋巴细胞、中性粒细胞及气道上皮细胞等)和细胞组分共同参与的气道慢性炎症性疾病。作为一种慢性炎症性疾病,其治疗要坚持长期、持续、规范、个体化的治疗原则,而吸入性糖皮质激素由于其独特的药理作用机制,是目前首选的长期控制药物[2]。但是目前对于该疾病的管理现状是:对哮喘疾病的认识不足;对吸入激素知识了解不够、担心或恐惧,甚至有些患儿家长"谈激素色变";此外,医师的哮喘诊疗水平参差不齐,医患沟通欠佳,从而使疾病得不到合适的治疗和管理[3]。

哮喘的规范治疗和管理是实现哮喘控制的关键因素。研究表明,在哮喘控制的实践中,哮喘患儿的吸入治疗和教育管理仍然存在很多挑战[4],例如定量吸入器(metered-dose inhaler,MDI)是哮喘吸入性治疗的重要方式之一,但不正确的吸入技巧,诸如吸入前没有呼气,没有充分的深吸气,吸气末没有屏气以及雾化吸入过程沉闷而且时间长,不为幼儿所接受等因素限制了药物到达肺部的数量而达不到治疗效果,因此进行有效的医患沟通以及加强对患儿和家长的教育、指导正确用药是哮喘治疗成败的关键。依从性是控制哮喘的另一项基本因素,所谓依从性即患者对医嘱的执行程度,其高低体现了医患双方对治疗方案的认可、沟通程度及患者在治疗中的参与度[5]。依从性不良可导致患儿治疗效果不佳。患者不遵遗嘱的行为可分为无意和有意两类。无意者往往为偶尔忘了使用药物,或者不会操作装置等;有意者原因较为复杂,包括对治疗方案不认可、对疾病或者药物认知不足、治疗中发生了不良反应等因素,一般需要通过教育管理来改变患者的认知提高其依从性[6]。在本病例中,患儿进行缓解期的治疗之后,从第1个月到第5个月控制良好,但到第6个月病情出现反复。经过再次评估,发现该患儿存在吸入方法随意、屏气时长不够等问题,并且未按时服药。经过指导吸入技术,加强患儿教育管理,同时考虑到:哮喘控制不佳的可能原因与哮喘患者多合并变应性鼻炎,炎症没有完全控制相关[7,8],因此也同时关注上下气道一起治疗,加入孟鲁司特钠口服后,患儿坚持按时正规用药,疾病得到了完全控制。

作为一种需要长期治疗的慢性疾患,儿童哮喘对患儿及其家庭、社会有很大的影响,虽然目前哮喘尚不能根治,但通过有效的哮喘防治教育与管理,建立医患之间的伙伴关系,可以实现哮喘完全控制。儿童是自我管理意识和行为能力较为低下的群体,疾病控制管理需要在医师和其主要照顾者的共同参与和协助下进行,家庭能够帮助儿童养成和保持良好的健康行为和习惯,尤其对于需要长期管理和治疗的哮喘儿童,故应对患儿及家长进行规范化的教育和管理,认识哮喘并了解较长期吸入治疗的重要性,以提高患儿治疗依从性[9]。儿童哮喘控制任重道远,在哮喘治疗的实践中,加强哮喘患儿的教育管理,结合规范化治疗,提高患儿家长的知、信、行水平以改善患儿治疗依从性,是哮喘得到长期有效控制的关键。

(陆小霞)

【评析】

支气管哮喘是儿童时期常见的慢性呼吸道疾病,随着工业化和城市化的不断发展,我国城市儿童哮喘的发生率呈上升趋势[1],不仅给患儿及其家长带来了巨大的经济和精神负担,也已经成为一种公共卫生问题,引起了越来越多研究者的关注。在我国,儿童哮喘诊断不足也是重要的问题。该患儿在反复喘息3年之后才得到明确诊断,需要引起临床医师的重视。

目前我国儿童哮喘的诊断主要来自临床表现和可逆性气流受限的客观依据[10],该患儿首次喘息症状发生在6岁以前,此时很难获得肺通气功能等可逆性气流受限的客观指标,确实给确定哮喘诊断带来了一定难度。但是我国儿童哮喘指南中提出了6岁以下儿童哮喘高危因素评估的要点[2]。即要对6岁以下喘息儿童的喘息频度、严重度、喘息发作的特点、触发因素及对抗哮喘药物治疗的反应性等进行评估,以尽早识别哮喘高危儿童,并适时使用哮喘控制药物进行尝试性治疗,根据临床治疗效应,确定哮喘的诊断。

在本病例中,作者虽然在病史中描述了患儿在疾病早期曾不规律使用吸入激素,但是未对疗效作出评估,更重要的是未提及支气管舒张剂治疗的具体情况,因此无法了解支气管舒张剂的治疗效应,这应该是该患儿哮喘诊断延误的主要原因之一。提示临床医师对于抗哮喘药物治疗效应评估在儿童哮喘诊断中的重要意义认识不足。我国儿童哮喘指南中明确指出,对于6岁以下喘息儿童经抗哮喘药物治疗有效,停药后喘息复发,高度提示哮喘的可能性,建议给与规范化抗哮喘治疗,并定期随访评估。当然我们也应该注意到,目前在儿科临床实践中,确实存在着一定程度的“儿童哮喘首诊压力”,也是部分年幼儿童哮喘不能得到及时诊断的原因之一。

哮喘的规范治疗和管理是实现哮喘控制的关键因素。研究表明,在哮喘控制的实践中,哮喘患儿的吸入治疗和教育管理仍然存在很多挑战[4],例如定量吸入器(MDIs)是哮喘吸入性治疗的重要方式之一,但不正确的吸入技巧,诸如吸入前没有呼气,没有充分的深吸气,吸气末没有屏气以及雾化吸入过程沉闷而且时间长,不为患儿所接受等因素限制了药物到达肺部的数量而达不到治疗效果;对哮喘疾病的认识不足;对吸入激素知识了解不够、担心或恐惧,甚至有些患儿家长“谈激素色变”。因此进行有效的医患沟通以及加强对患儿和家长的教育、指导正确用药是哮喘治疗成败的关键。

(赵德育)

参考文献

1. 全国儿科哮喘协作组,中国疾病预防控制中心环境与健康相关产品安全所.第三次中国城市儿童哮喘流行病学调查.中华儿科杂志,2013,51(10):729-735.

2. 中华医学会儿科学分会呼吸学组,《中华儿科杂志》编辑委员会.儿童支气管哮喘与防治指南(2016年版).中华儿科杂志,2016,54(03):167-181.

3. 洪建国,鲍一笑.重视儿童哮喘的规范化诊治.中华儿科杂志,2016,54(03):161-162.

4. 柏娟,赵京,申昆玲,等.北京、重庆、广州三城市儿童哮喘患病情况调查.中华临床免疫和变态反应杂志,2010,4(4):280-285.

5. 鲍一笑,林芊,包军.提高吸入性糖皮质激素治疗依从性有效控制儿童哮喘发生.中国实用儿科杂志,2013,11:804-808.

6. Lindsay JT,Heaney LG.Nonadherence in difficult asthma—facts,myths,and a time to act. Patient Prefer Adherence,2013,19(7):329-336.

7. Bousquet J,Arnavielhe S,Bedbrook A,et al.The Allergic Rhinitis and its Impact on Asthma (ARIA)score of allergic rhinitis using mobile technology correlates with quality of life:The MASK study.Allergy,2018,73(2):505-510.

8. Brożek JL,Bousquet J,Agache I,et al.Allergic Rhinitis and its Impact on Asthma(ARIA) guidelines-2016 revision.J Allergy Clin Immunol,2017,140(4):950-958.

9. 马旭升,涂林修,梅依君,等.儿童哮喘规范化管理治疗效果评价.临床儿科杂志,2015, 33(8):706-709.

10. Xiang L,Zhao J,Zheng Y,et al.Uncontrolled asthma and its risk factors in Chinese children:A cross-sectional observational study.J Asthma.2016,53(7):699-706.

病例 3

反复咳喘 3 年,加重伴气促、流脓涕 2 个月——支气管哮喘伴感染

【病情介绍】

患儿,男,4 岁 6 个月,因"反复咳喘 3 年,加重伴气促、流脓涕 2 个月"于 2014 年 1 月 2 日入住广州医科大学附属第一医院儿科。3 年来反复咳嗽、喘息,晨起及夜间明显,秋冬季为主,每年 ≥ 3 次。无呛咳。伴鼻塞、间断流脓涕。多次因"支气管肺炎,呼吸道合胞病毒感染"在外院住院。间歇予抗感染、雾化、丙卡特罗及泼尼松等治疗好转,但症状反复。2 个月前咳喘症状持续,且出现气促,刺激性咳嗽,夜间明显,晨起咳大量脓痰伴脓涕。在某院行 CT 检查提示"双肺外围支气管轻度扩张,双下肺叶支气管壁增厚,呈马赛克灌注征",诊断为"闭塞性细支气管炎",间断口服泼尼松治疗,症状仍反复。为进一步诊治入住广州医科大学附属第一医院儿科。

既往史:无重症肺炎及呼吸机辅助通气病史。无湿疹史。无传染病接触史,无药物过敏史。无养猫、狗等宠物。家族史:父亲有哮喘及吸烟史。

入院时体格检查:体重 16kg,身高 104cm。咽充血,咽后壁见大量滤泡,鼻腔见黄色分泌物,双下鼻甲肥大。呼吸 36 次 /min,轻度三凹征,双肺呼吸音对称,闻及固定性中小水泡音及哮鸣音,呼气相延长。其余体格检查未见异常。

实验室检查:外院胸部 CT 见图 3-1:双肺外围支气管轻度扩张,双下肺叶支气管壁增厚,呈马赛克灌注征,符合闭塞性细支气管炎表现。血常规:WBC 15.2×10^9/L,N% 60.5%,L% 23.2%,EOS% 7%,HGB、PLT 正常。CRP 2.27mg/dl。肝肾功能、心肌酶基本正常。肺炎支原体抗体检测 1:640 阳性。肺泡灌洗液

11

细菌培养:流感嗜血杆菌 1×10⁶。血清总 IgE 81.33U/ml。屋尘螨、粉尘螨、屋尘 2 级,中等。耳鼻喉科会诊及鼻窦 CT 见图 3-2:两侧筛窦、蝶窦炎症,腺样体肥大。支气管镜检查:双侧气管、支气管通畅,黏膜充血,管腔内见黄白色分泌物,量多,未见异物及赘生物。

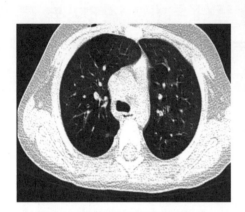
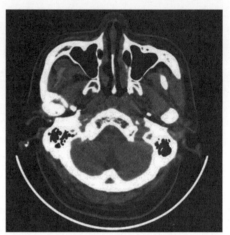

图 3-1　2013-11-09 外院胸部 CT　　　　图 3-2　2014-01-03 鼻窦 CT

入院诊断:①咳喘查因:支气管哮喘? 闭塞性细支气管炎? 泛细支气管炎? ②慢性鼻窦炎。

患儿反复咳喘到底是哮喘所致,还是闭塞性细支气管炎或泛细支气管炎所致? 外院胸部 CT 提示马赛克灌注征,符合闭塞性细支气管炎改变。但患儿间断抗哮喘治疗有效,合并慢性鼻窦炎,且父亲有哮喘史,无规范抗哮喘治疗及进行鼻窦炎的治疗,所以咳喘症状反复。

入院后给予阿奇霉素抗感染治疗,静脉滴注 5 天,随后改为口服阿奇霉素(用 3 天,停 4 天),总疗程共 4 周。同时给予抗炎、控制喘息发作治疗,联合雾化吸入布地奈德混悬液 + 沙丁胺醇吸入溶液 + 异丙托溴铵吸入溶液,每天 3 次,口服白三烯受体拮抗剂孟鲁司特钠。鼻用糖皮质激素 + 鼻腔冲洗,治疗鼻窦炎。患儿咳喘时间长,外院治疗效果欠佳,原因待查。入院后行支气管镜检查及治疗,取肺泡灌洗液行细菌培养提示流感嗜血杆菌感染。在此过程中,与患儿家属进行详细沟通,做好宣传教育,除了药物治疗,非药物治疗也很重要,针对患儿咳喘情况及过敏原结果,嘱其做好家庭环境卫生,尽量避免接触过敏原,避免用毛毯、绒毛玩具,床上用品勤洗,用开水浸泡后再清洗,空调滤网每 2 周清洗 1 次。

最后诊断:①支气管哮喘伴感染;②慢性鼻窦炎;③迁延性细菌性支气管炎;④肺炎支原体感染;⑤腺样体肥大。

治疗和转归: 使用长期控制药物,吸入沙美特罗替卡松粉吸入剂 50/100μg,b.i.d.,沙丁胺醇吸入气雾剂备用,口服白三烯受体拮抗剂孟鲁司特钠 4mg。每 1~3 个月定期复诊,无咳嗽、喘息发作,无鼻塞、流涕,沙美特罗替卡松粉吸入剂每 3 个月减量 1 次。6 个月后复查胸部 CT:与外院 CT 比较,两肺灌注较前明显好转,马赛克影较前消退,两肺未见实质性病变。

【重要提示】

1. 4 岁 6 个月学龄前儿童,病程长,病情反复。

2. 以反复咳喘为主要表现,晨起、夜间明显,秋冬季为主,每年 3 次以上。否认重症肺炎史。

3. 家族中有特应性疾病史。

4. 体格检查　下鼻甲肥大,咽后壁见大量滤泡。轻度三凹征,双肺闻及固定性中小水泡音及哮鸣音。

5. 病程中有"呼吸道合胞病毒(respiratory syncytial virus,RSV)感染",在外院曾诊断"肺炎""闭塞性细支气管炎"。

6. 间断予抗感染、雾化、口服 β_2- 受体激动剂及激素等治疗症状好转但反复。

【讨论】

儿童喘息不但常见,而且病因不一,临床表现多样。大部分患儿的喘息表现为发作性,多与病毒性呼吸道感染相关,喘息症状频繁出现或迁延不愈的病例在临床上也并不少见[1]。引起儿童喘息的发病因素较为复杂,不仅与遗传有关,还受许多环境因素影响。有吸入或食入性过敏、湿疹、支气管哮喘家族史者会明显增加喘息的发生率[2]。反复喘息出现的年龄越小,是哮喘的可能性也越小,首先要除外有无呼吸道发育方面的异常;反之,如果 3 岁以上,既往健康,出现反复喘息(除外呼吸道异物),则应首先考虑哮喘,然后再考虑其他疾病[1]。患儿 4 岁 6 个月,反复咳喘病史 3 年,最后诊断为支气管哮喘,并规范抗哮喘治疗。2010 年我国儿童哮喘的流行病学调查结果显示,虽然我国儿童的诊断率较 10 年前有明显提高,但仍有 30% 的儿童哮喘未能得到及时诊断[3,4],表明诊断不足仍是我国儿童哮喘管理中应该注意的一个问题[5]。如该病例,要对疾病做出准确诊断,必须结合临床,不能单靠影像学检查结果。需认识到支气管哮喘的诊断主要依据呼吸道症状、体征及肺功能检查,并排除可引起相关症状的其他疾病[6]。患儿的症状、体征支持,抗哮喘治疗也有效,但病程中未规范抗哮喘治疗,结合胸部CT结果就很容易扰乱视听了,而闭塞性细支气管炎的诊断就出现了。哮喘需要和其他引起咳嗽、喘息症状的疾病相鉴别。临床诊断闭塞性细支气管炎的条件有6条:①急性感染或急性肺损伤后6周以上的反复或持续气促,喘息或咳嗽、喘鸣,对支气管舒张剂无反应;②临床表现与胸片轻重不符,临床症状重,胸片多为过度通气;③肺CT示:支气管壁增厚,支气管扩张,肺不张,马赛克灌注征;④肺通气功能检查示阻塞性通气功能障碍;⑤胸片为单侧透明肺;⑥排除其他阻塞性疾病,如哮喘、先天纤毛运动功能障碍、囊性纤维化、异物吸入、先天性发育异常、结核、艾滋病和其他免疫功能缺陷等[7]。结合该患儿病情,支持点有:反复咳喘3年,有RSV感染,胸部CT提示马赛克灌注征,曾予口服泼尼松治疗症状有好转。不支持点有:无重症肺炎(急性肺损伤)等病史,规范抗感染、抗哮喘治疗后复查胸部CT明显好转。所以结论是:排除闭塞性细支气管炎。

通过此病例的诊疗,也认识到支气管哮喘容易合并多重感染。哮喘合并鼻窦炎、迁延性细菌性支气管炎等也会使喘息反复出现。因此,当哮喘患儿喘息症状反复不愈时,要注意观察是否有鼻炎、鼻窦炎、迁延性细菌性支气管炎等的存在,要同时治疗才能使哮喘更好地控制[8]。另外,需要注意儿童应合理应用糖皮质激素,减少全身糖皮质激素的使用。

(杨少灵)

【评析】

反复咳嗽喘息伴鼻炎、鼻窦炎是临床上常见的病例。作者选择了一个4岁6个月患儿,反复咳喘病史3年,加重伴气促、流脓涕2个月入院。患者有反复咳喘史,过敏原检测阳性,抗哮喘治疗有效,支气管哮喘诊断成立。患儿流脓涕,咽喉部见黄色分泌物,结合鼻窦CT检查,鼻窦炎诊断成立。患儿哮喘未规范治疗,临床症状反复,体格检查肺部有水泡音,肺泡灌洗液行细菌培养提示流感嗜血杆菌感染,抗感染治疗有效,迁延性细菌性支气管炎诊断成立。有意思的是患者初期由于肺部高分辨率CT(high-resolution computed tomography,HRCT)有马赛克征而被怀疑合并闭塞性细支气管炎。

闭塞性细支气管炎是指严重肺损伤导致细支气管损伤,上皮炎症反应、修复导致气道壁、气腔或两者兼有的肉芽组织过度增生,引起小气道的狭窄或扭曲,导致永久性损害[9]。肺活检是诊断闭塞性细支气管炎的金标准。近年来,随着HRCT的普及,当HRCT检查有典型表现如马赛克征、气体闭陷征、外周支气管管壁增厚和扩张等,结合临床表现提示有BO的可能[10],作出临床诊断也无可非议。但是支气管哮喘如不规范治疗,也可因慢性气道炎症,痰液堵塞小气道,HRCT可出现轻微的磨玻璃样影或马赛克征,此时极易被误诊为BO。

临床医师遇到这种情况时可根据病史、喘息对支气管舒张剂和激素的治疗反应、过敏性疾病史或家族史、经规范治疗后 HRCT 的马赛克征可恢复等进行鉴别。

本文患者经过规范治疗后临床及 CT 明显好转，排除了 BO 诊断。通过本病例，提醒临床医师对于哮喘患者要进行规范化治疗。临床医师不能仅凭 HRCT 出现马赛克征就进行 BO 的诊断，要通过详细的病历分析、规范治疗及治疗的反应情况进行综合分析。

另外需要作者注意的是引起迁延性细菌性支气管炎的原因常常是肺部有原发疾病的存在，如气管软化、纤毛不动综合征等[10]。孩子反复咳喘，有鼻炎、鼻窦炎，CT 提示有支气管轻度扩张，除哮喘、鼻窦炎的诊断外，还需要注意纤毛是否有问题。如患儿病情有反复，建议进一步进行纤毛活检。

（赵德育）

参考文献

1. 刘苗,薛东生,姜毅 . 儿童喘息性疾病的临床研究进展 . 中华实用儿科临床杂志,2016,31(4):314-316.

2. Herr M,Just J,Nikasinovic L,et al.Risk factors and characteristics of respiratory and allergic phenotypes in early childhood.J Allergy Clinic Immunol,2012,130(2):389-396.DOI:10.1016/j.jaci.2012.05.054.

3. 全国儿科哮喘防治协作组 . 第三次中国城市儿童哮喘流行病学调查 . 中华儿科杂志,2013,51(10):729-735.

4. Wong GW,Kwon N,Hong JG,et al.Pediatric asthma control in Asia:phase 2 of the Asthma Insights and Reality in Asia-Pacific(AIRIAP 2)survey.Allergy,2013,68(4):524-530.DOI:10.1111/all.12117.

5. 洪建国,鲍一笑 . 重视儿童支气管哮喘的规范化诊治 . 中华儿科杂志,2016,54(3):161-162.

6. 中华医学会儿科学分会呼吸学组,《中华儿科杂志》编辑委员会 . 儿童支气管哮喘诊断与防治指南 . 中华儿科杂志,2016,54(3):167-179.

7. 中华医学会儿科学分会呼吸学组 . 儿童闭塞性细支气管炎的诊断与治疗建议 . 中华儿科杂志,2012,50(10):743-745.

8. 赵德育 . 儿童哮喘诊治中的几个热点问题 . 中华儿科杂志,2012,50(10):752-755.

9. 赵德育,秦厚兵 . 儿童闭塞性细支气管炎的研究现状,中华儿科杂志,2011,49(10):727-729.

10. Chang AB,Oppenheimer JJ,Weinberger MM,et al.Management of Children With Chronic Wet Cough and Protracted Bacterial Bronchitis:CHEST Guideline and Expert Panel Report.Chest,2017,151(4):884-890.

病例 4

常规治疗控制不佳的哮喘

【病例介绍】

患儿,男,6岁,以"咳嗽1个月"于2014年8月就诊于上海儿童医学中心呼吸内科。近1个月每天均有咳嗽,晨起、夜间较剧,偶有活动受限,加用支气管舒张剂后好转,鼻塞流涕明显,且睡眠打鼾明显,有张口呼吸,偶有惊醒、憋气。否认近期感染史,否认异物呛咳史。

既往患儿反复咳喘2年,每年发作5~6次,急性期活动受限,发作时使用支气管舒张剂治疗可缓解,予以沙美特罗氟替卡松粉吸入剂(50μg/100μg)1/1 b.i.d.,吸入6个月余。患儿幼时有较明显的湿疹病史,平素患有鼻炎,家庭鼻腔护理后症状能缓解,睡眠时有轻度的打鼾。父亲有过敏性鼻炎史。

入院时体格检查: 体温37℃,脉搏102次/min,氧饱和度98%(未吸氧),呼吸25次/min,咽部充血,扁桃体Ⅱ度肿大,颅面部无畸形。躯干四肢未见皮疹。听诊心音有力,心律齐,未闻及杂音,两肺呼吸音粗,可闻及呼气相少许哮鸣音。

实验室检查: 血常规:WBC 7.2×10^9/L,N% 65%,HGB 122g/L,PLT 335×10^9/L。总IgE>200U/ml,过敏原:花粉、尘螨3.0U/ml(2级)。胸片(图4-1):两肺纹理增多。肺功能:FEV_1 75.6%,FEF_{25-50} 51.7%,FEF_{75} 33.2%,呼出气NO 39.1ppb。鼻咽镜:鼻黏膜苍白、水肿、鼻腔水样分泌物,腺样体肥大。PSG监测:AHI=5次/h,OAI=0.2次/h,夜间最低SPO_2 90%。

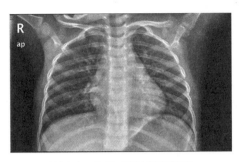

图 4-1　胸片:两肺纹理增多

诊断:①支气管哮喘;②过敏性鼻炎;③阻塞性睡眠呼吸暂停综合征。

治疗和转归:继续予以沙美特罗氟替卡松粉吸入剂(50μg/100μg)1/1 吸入,加用孟鲁司特钠咀嚼片 5mg 每晚口服,氯雷他定片 5mg 每晚口服以及糠酸莫米松鼻喷雾剂喷鼻。经治疗 8 周后随访,患儿鼻炎症状明显缓解,哮喘得到了控制,夜间睡眠未再出现憋气。复查肺功能:FEV_1 102.2%,FEF_{25-50} 92.6%,FEF_{75} 88.6%,呼出气 NO 15.1ppb。鼻咽镜:鼻腔水样分泌物明显减少,腺样体缩小。口服孟鲁司特钠连续 16 周后复查 PSG 监测,较前明显改善(表 4-1)。继续沙美特罗氟替卡松粉吸入剂和孟鲁司特钠咀嚼片,随访 6 个月时,鼻炎症状缓解,哮喘控制,夜间打鼾表现明显改善。

表 4-1　口服孟鲁司特钠治疗前后 PSG 监测对比

	孟鲁司特钠治疗前	孟鲁司特钠治疗 16 周后
呼吸相关的觉醒	3 次 /h TST	1.2 次 /h TST
AHI	5 次 /h TST	2 次 /h TST
OAI	0.2 次 /h TST	0 次 /h TST
最低 SpO_2	90%	93%

【重要提示】

1. 患儿,男,6 岁,病程较长。

2. 以咳嗽为主要表现,有喘息史、湿疹史、鼻炎史。

3. 结合临床表现及辅助检查,患儿诊断为:支气管哮喘,过敏性鼻炎,阻塞性睡眠呼吸暂停综合征。

4. 常规平喘治疗疗效欠佳,加用孟鲁司特钠、氯雷他定片每晚口服以及糠酸莫米松鼻喷雾剂喷鼻后症状缓解。

【讨论】

支气管哮喘是儿童时期最常见的慢性气道疾病。20 余年来我国儿童哮喘的患病率呈明显上升趋势。哮喘可分为急性发作期(acute exacerbation)、慢性持续期(chronic persistent)和临床缓解期(clinical remission)。急性发作期是指突然发生喘息、咳嗽、气促、胸闷等症状,或原有症状急剧加重;慢性持续期是指近 3 个月内不同频度和 / 或不同程度地出现过喘息、咳嗽、气促、胸闷等症状;临床缓解期系指经过治疗或未经治疗症状、体征消失,肺功能恢复到急性发作前水平,并维持 3 个月以上。哮喘控制水平的评估包括对目前哮喘症状控制水平的评估和未来危险因素评估。依据哮喘症状控制水平,分为良好控制、部分控制和未控制。通过评估近 4 周的哮喘症状,确定目前的控制状况[1](表 4-2)。

表 4-2　≥ 6 岁儿童哮喘症状控制水平分级

评估项目	良好控制	部分控制	未控制
①日间症状 >2 次 / 周			
②夜间因哮喘憋醒	无	存在 1~2 项	存在 3~4 项
③应急缓解药使用 >2 次 / 周			
④因哮喘而出现活动受限			

本例患儿哮喘诊断明确,给予低剂量 ICS+ 长效 β_2 受体激动剂(long-acting beta$_2$-agonist,LABA)的理由是:ICS+LABA 得到最佳反应的可能性比 ICS+白三烯受体拮抗剂(leukotriene receptor antagonist,LTRA)者高 1.6 倍,比双倍 ICS 者高 1.7 倍[2]。但患儿近 1 个月病情反复,每天均有咳嗽,晨起夜间较剧,伴有活动受限,使用应急缓解药物后好转,考虑诊断为"哮喘慢性持续期,未控制状态"。指南指出,如部分控制,可考虑升级或强化升级(越级)治疗,直至达到控制。但升级治疗之前首先要检查患儿吸药技术、遵循用药方案、变应原回避和其他触发因素等情况。还应该考虑是否诊断有误,是否存在鼻窦炎、过敏性鼻炎、阻塞性睡眠呼吸暂停综合征、胃食管反流和肥胖等导致哮喘控制不佳的共存疾病[3]。患儿近 1 个月鼻塞流涕明显,且睡眠打鼾加重,张口呼吸,结合鼻咽镜、PSG 结果,可诊断为"中重度持续性过敏性鼻炎、阻塞性睡眠呼吸暂停综合征"。

哮喘气道慢性炎症有两个通道:激素敏感型介质通道和白三烯通道。糖皮质激素无法阻断哮喘炎症中的白三烯通道,因此同时作用于哮喘患者气道炎症的两条通路,可以达到更好的炎症控制及哮喘控制[4,5]。半胱胺酰白三烯由炎症细胞(如肥大细胞和嗜酸性粒细胞)所产生,通过多重机制和白三烯受体结合,使嗜酸性细胞聚集、气道壁肿胀、黏液分泌增加、支气管收缩,从而导致哮喘和过敏性鼻炎炎症和症状的发作[6]。多项研究证实由白三烯介导的局部炎症反应和全身炎症反应刺激淋巴组织的增生均参与了睡眠呼吸障碍的发病机制[7-9]。2005 年孟鲁司特钠首次应用于治疗轻度睡眠呼吸障碍,经治疗后呼吸相关觉醒指数、睡眠压力指数、AHI、OAI 均较前有所改善,且具有统计学意义[9]。因此,在维持原有哮喘控制药物的基础上,予以该患儿加用孟鲁司特钠咀嚼片、氯雷他定片每晚口服以及糠酸莫米松鼻喷雾剂维持治疗后,经随访,鼻炎症状缓解,哮喘控制,夜间打鼾表现也明显改善。

(唐铭钰)

【评析】

支气管哮喘是儿童时期最常见的慢性气道疾病。常伴发过敏性鼻炎、鼾症等上气道疾病。根据该患儿的病史和相应辅助检查,诊断"哮喘慢性持续期,未控制状态,中重度持续性过敏性鼻炎、轻度阻塞性睡眠呼吸暂停综合征"成立。

该患儿近 1 个月有咳嗽,偶有活动受限,但加用支气管舒张剂后好转,需首先检查患儿吸药技术、遵循用药方案的情况。患儿查总 IgE>200U/ml,过敏原:花粉、尘螨 3.0U/ml(2 级),应告知尽量避免接触已知的变应原,如花粉等,做好室内环境控制,如经常通风、被褥衣物保持干燥、不使用地毯等。对季节性发病的过敏性鼻炎患儿,需提示家长在季节前 2~3 周预防性用药[10]。哮喘与过敏性鼻炎的常规预防与教育都应引起重视。

儿童期阻塞性睡眠呼吸暂停综合征(obstructive sleep apnea syndrome, OSAS)是指睡眠过程中频繁发生部分或全部上呼吸道阻塞,扰乱儿童正常通气和睡眠[11]。腺样体和 / 或扁桃体肥大是其主要病因[12]。研究发现 OSAS 患儿扁桃体组织中白三烯水平及白三烯受体表达均明显升高,且与 OSAS 的严重程度有关[13]。白三烯可以促进离体的腺样体和 / 或扁桃体肥大细胞增生复制。国外有临床研究证实抗炎治疗能缓解轻、中度儿童 OSAS 症状[14]。因此中华医学会儿科学分会呼吸学组制定的《白三烯受体拮抗剂在儿童常见呼吸系统疾病中的临床应用专家共识》中提出:对于腺样体和 / 或扁桃体肥大的儿童 OSAS(轻、中度为主),可选择孟鲁司特钠和 / 或鼻用激素治疗,疗程不少于12 周;对于腺样体和 / 或扁桃体切除术后 OSAS 残存患儿,可选择孟鲁司特钠和鼻用激素治疗 12 周[15]。但孟鲁司特钠治疗 OSAS 患儿的远期疗效尚需进一步研究。

(张海邻)

参考文献

1. 中华医学会儿科学分会呼吸学组,《中华儿科杂志》编辑委员会. 儿童支气管哮喘诊断与防治指南(2016 年版). 中华儿科杂志,2016,54(3):167-181.

2. Lemanske RF,Mauger DT,Sorkness CA,et al.Step-up therapy for children with uncontrolled asthma receiving inhaled corticosteroids.N Engl J Med,2010,362(11):975-985.

3. The Global Strategy for Asthma Management and Prevention.Global Initiative for Asthma (GINA)2015.2015.[2016-01-03].http://www.ginasthma.org/documents/4.

4. Peters-Golden M,Sampson AP.Cysteinyl leukotriene interactions with other mediators and with glucocorticosteroids during airway inflammation.J Allergy Clin Immunol,2003,111 (1 Suppl):S37-42.

5. Bisgaard H.Pathophysiology of the cysteinyl leukotrienes and effects of leukotriene receptor antagonists in asthma.Allergy,2001,56(Suppl 66):7-11.

6. Holgate ST,Bradding P,Sampson AP.Leukotriene antagonists and synthesis inhibitors:new directions in asthma therapy.J Allergy Clin Immunol,1996,98(1):1-13.

7. Goldbart AD,Krishna J,Li RC,et al.Inflammatory mediators in exhaled breath condensate of children with obstructive sleep apnea syndrome.Chest,2006,130(1):143-148.

8. Kaditis AG,Alexopoulos E,Chaidas K,et al.Urine concentrations of cysteinyl leukotrienes in children with obstructive sleep-disordered breathing.Chest,2009,135(6):1496-1501.

9. Goldbart AD,Goldman JL,Veling MC,et al.Leukotriene modifier therapy for mild sleep-disordered breathing in children.Am J Respir Crit Care Med,2005,172(3):364-370.

10.《中华耳鼻咽喉头颈外科杂志》编辑委员会鼻科组,中华医学会耳鼻咽喉头颈外科学分会鼻科学组、小儿学组,中华儿科杂志编辑委员会. 儿童变应性鼻炎诊断和治疗指南 (2010 年,重庆). 中华耳鼻咽喉头颈外科杂志,2011,46(1):7-8.

11. Marcu CL,Brooks LJ,Draper KA,et al.Diagnosis and management of childhood obstructive sleep apnea syndrome.Pediatrics,2012,130(3):576-584.

12. 俞晨艺,蔡晓红,温正旺,等. 阻塞性睡眠呼吸暂停低通气综合征儿童不同治疗方法的临床疗效评估. 中华儿科杂志,2015,53(3):172-177.

13. Shen YE,Xu ZF,Huang ZZ,et al.Increased cysteinyl leukotriene concentration and receptor expression in tonsillar tissues of Chinese children with sleep-disordered breathing. Int Immunopharmacol,2012,12(4):371-376.

14. Goldbart AD,Greenberg-Dotan S,Tal A.Montelukast for children with obstructive sleep apnea:a double-blind,placebo-controlled study.Pediatrics,2012,130(3):e575-e580.

15. 中华医学会儿科学分会呼吸学组. 白三烯受体拮抗剂在儿童常见呼吸系统疾病中的临床应用专家共识. 中华实用儿科临床杂志,2016,31(13):973-977.

病例 5

白三烯受体拮抗剂在儿童哮喘中的应用

【病情介绍】

患儿,女,3岁,因"咳嗽7天,发热5天"于2013年6月30日入住上海交通大学医学院附属新华医院儿童呼吸科。

入院前7天患儿无明显诱因下出现咳嗽,为单声咳,当时未予治疗。入院前5天咳嗽加重,为阵发性连声咳,伴喘息,有痰,并出现高热(体温39℃),遂于新华医院门诊予以雾化吸入(布地奈德混悬液+硫酸特布他林雾化液)及输液(头孢美唑钠、甲泼尼龙琥珀酸钠)治疗。因病情无明显缓解,故收入病房进一步诊治。病程中,患儿反应稍差,无抽搐痉挛、头痛、呕吐,胃纳欠佳,大、小便正常。

患儿既往有"婴儿湿疹"病史,以及反复喘息病史2年。每2~3个月因受凉、劳累或无明显诱因下喘息发作1次,每次发作予以止咳、平喘、抗感染治疗后可缓解。入院前1个月余曾因"肺炎(重症)"于外院住院治疗(家属口述,具体诊疗过程不详),病情缓解后出院。患儿父母均体健,否认家族遗传性、代谢性疾病病史。

入院时体格检查:体温38.5℃,心率125次/min,呼吸45次/min,SpO$_2$ 96%。精神反应可,浅表淋巴结不大,口唇无发绀,咽充血,呼吸略急促,无吸气三凹征,双肺呼吸音粗,可闻及中细湿啰音及呼气末哮鸣音。心、腹、神经系统体格检查无异常。

实验室检查:血常规:WBC 18.93×10^9/L,N% 73.4%;CRP 36mg/L。过敏原筛查:总IgE 210kU/L,吸入性过敏原筛选阳性,食物过敏原筛选弱阳性。吸入物变应原特异性 IgE:尘螨(++)。血呼吸道病原抗体检测(包括嗜肺军团菌、Q 热立克次体、肺炎支原体、肺炎衣原体、结核分枝杆菌、腺病毒、呼吸道合胞病毒、甲型流感病毒、乙型流感病毒、副流感病毒):阴性。痰培养:阴性。胸部 CT 示两肺炎症、充气不均匀,见图 5-1。潮气肺功能:达峰时间比、达峰容积比均轻度下降(26%~27%),提示存在小气道阻塞。

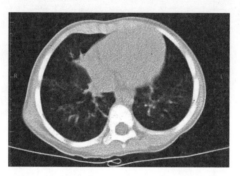

图 5-1　胸部 CT 示两肺炎症、充气不均匀

入院诊断:①肺炎:患儿急性起病,临床表现为发热、咳嗽,肺部听诊可闻及细湿啰音,结合胸部 CT 所见,可诊断。②支气管哮喘:患儿既往有反复喘息发作,双肺可闻及哮鸣音,上述症状和体征经抗哮喘治疗可缓解,肺功能检查提示小气道阻塞,结合尘螨特异性 IgE(++)及湿疹病史,可诊断。

治疗和转归:①抗感染:头孢他啶静滴。②止咳平喘:布地奈德混悬液 + 硫酸特布他林雾化液雾化吸入、醋酸泼尼松片口服、丙卡特罗片口服。③其他:退热等对症治疗。

上述治疗 3 天后,患儿体温下降、咳喘好转。但 2 天后复发热(体温 38.5℃),咳喘较前稍有加剧,体格检查可见口腔黏膜乳白色斑膜,不易拭去。行以下实验室检查:血常规 WBC 12.62×10^9/L,N% 60.3%;CRP 10mg/L;真菌抗原(1,3-β- 葡聚糖)78.12pg/ml;痰培养阴性。补充诊断"真菌感染",并调整治疗方案如下:①抗感染:加用氟康唑抗真菌感染。②止咳平喘:停布地奈德雾化吸入及泼尼松片口服,继用硫酸特布他林雾化液雾化吸入,加用孟鲁司特钠口服。③其他:退热、口腔护理等对症治疗。继续治疗 1 周后,咳喘明显缓解,体温正常,体格检查口腔黏膜完整光滑、双肺未闻及啰音,复查血常规、真菌抗原(1,3-β- 葡聚糖)无异常,胸片示两肺纹理增多、稍模糊。遂嘱出院,出院带药:①头孢克洛;②孟鲁司特钠,4mg,q.d.,睡前服用。

1 周后复诊,患儿无呼吸道症状和体征、体温正常,停用抗生素,继续抗哮喘治疗(孟鲁司特钠,4mg,q.d.,睡前服用),定期(1~2 个月)评估病情。抗哮喘治疗 18 个月后停药,出现喘息复发 1 次,测呼出气一氧化氮(fractional exhaled

nitric oxide，FeNO）水平轻度升高，肺功能示存在小气道阻塞。再次开始抗哮喘治疗（孟鲁司特钠，4mg，q.d.，睡前服用），随访 6 个月无喘息发作，FeNO 及肺功能检查正常，达良好控制水平。

【重要提示】

1. 患儿，女，3 岁。

2. 支气管哮喘合并肺炎、真菌感染。

3. 真菌感染的情况下糖皮质激素应用受限，治疗过程加用白三烯受体拮抗剂（孟鲁司特钠）抗炎。

4. 虽然白三烯受体拮抗剂为哮喘控制药物，但在本病案中其应用贯穿于哮喘各分期（急性发作期、慢性持续期和临床缓解期）。

【讨论】

该患儿既往反复咳喘病史 2 年，多因受凉、劳累或无明显诱因下发作，经抗哮喘治疗后症状和体征可得以缓解；喘息急性发作期肺通气功能表现为阻塞性通气功能障碍，而缓解期肺功能可恢复正常，即存在可逆性气流受限；湿疹病史和吸入物变应原特异性 IgE 阳性提示该患儿具有较为典型的特应征背景。综上，"支气管哮喘"诊断成立。入院时患儿处于哮喘急性发作期（轻度），合并肺部感染，因此在抗感染治疗的同时，给予哮喘缓解药物抗炎平喘：①布地奈德混悬液联合硫酸特布他林雾化液雾化吸入；②泼尼松片口服。然而，较长时间的抗生素、糖皮质激素应用以及体弱等因素导致患儿出现真菌感染，无法继续应用糖皮质激素，故改用白三烯受体拮抗剂孟鲁司特钠抗炎。喘息症状缓解后，继续以孟鲁司特钠作为长期治疗方案，最终达到哮喘良好控制水平。

白三烯是哮喘病理生理过程中重要的炎症介质，主要由肥大细胞、嗜酸性粒细胞等合成释放，导致气道平滑肌收缩以及血管通透性增加。孟鲁司特钠作为强效高选择性白三烯受体拮抗剂，能抑制气道平滑肌中白三烯活性而发挥抗炎作用，国内外哮喘防治指南均将其列为一线用药。我国儿童哮喘防治指南明确指出，该药可单独应用于轻度持续哮喘的治疗，尤其适用于无法应用或不愿使用吸入型糖皮质激素，或伴过敏性鼻炎的长期治疗[1]。既往有多个临床试验对孟鲁司特钠单药治疗的临床疗效进行了研究。例如，PREVIA 研究[2]共纳入 549 名 2~5 岁由上呼吸道感染引起哮喘症状的患儿，旨在评估孟鲁司特钠对于由病毒诱发的间歇性哮喘患儿的疗效。2 周安慰剂洗脱期后，患者随机接受安慰剂（n=271）或孟鲁司特钠 4mg/d（若患者年满 6 岁，给予 5mg/d， n=278)治疗 12 个月。主要研究终点为哮喘急性发作的次数(哮喘急性发作定义为:连续 3 天出现日间症状且每天至少使用 2 次 β_2- 受体激动剂,或 ≥ 1 天的口服 / 吸入糖皮质激素急救或因哮喘急性发作而住院)。研究结果显示接受孟鲁司特钠单药治疗的患儿,哮喘急性发作的次数为 1.6 次 / 年,与安慰剂相比,显著降低 32%。另外一项试验则对孟鲁司特钠治疗 5 岁以上儿童哮喘的疗效进行了研究[3]。董文芳等共纳入 131 名 5~14 岁轻度持续哮喘患儿,以评估孟鲁司特钠单药治疗 5~14 岁轻度持续哮喘患儿的疗效和安全性。2 周安慰剂洗脱期后,患者随机接受安慰剂(n=42)或孟鲁司特钠 5mg/d(n=89)治疗 12 周。记录患儿日间及夜间哮喘症状评分、PEF 值、每周短效 β_2- 受体激动剂的使用频率、因哮喘急性加重而需计划外急诊或住院的次数以及不良反应。研究结果显示孟鲁司特钠单药治疗显著改善了哮喘患儿日间、夜间的哮喘症状评分以及肺功能指标。虽然目前认为单独应用白三烯受体拮抗剂治疗儿童哮喘的疗效不如吸入型糖皮质激素[4],但对于类似本案例中糖皮质激素使用受限的患儿而言,该药具有如下优势:①良好的耐受性,可避免糖皮质激素的不良作用;②服用方便、方法简单,治疗依从性好,更有利于病情控制;③具有其他治疗方法不可替代的作用靶点,即有效抑制哮喘关键炎症介质白三烯的活性。值得关注的是,虽然孟鲁司特钠被列为哮喘控制药物,但已有研究证实[5-7],哮喘急性发作早期应用白三烯受体拮抗剂可通过加快症状缓解、缩短全身性糖皮质激素疗程以及减少缺课 / 误工时间等而使患者获益。在本病案中,孟鲁司特钠的应用即贯穿于哮喘各分期(急性发作期、慢性持续期和临床缓解期)的治疗。

(刘海沛)

【评析】

学龄前儿童哮喘的诊断是一个具有极大挑战性的临床问题,由于难以在该年龄段的儿童中获得可靠的客观诊断依据,临床医师只能基于患儿的临床特征做出诊断。为此,在我国新版儿童哮喘诊治指南中列出了学龄前儿童中提示哮喘的线索:①多于每月 1 次的频繁发作性喘息;②活动(如运动、大哭、大笑)诱发的咳嗽或喘息;③非病毒感染导致的间歇性夜间咳嗽;④喘息症状持续至 3 岁以后;⑤抗哮喘药物治疗有效,停药后复发[1]。在反复咳嗽和 / 或喘息的婴幼儿中如有以上这些特征,高度提示哮喘的可能,可考虑给予诊断性哮喘控制治疗,并密切观察治疗效应。

最近发表的一项荟萃分析,对学龄前儿童哮喘的高危因素进行了深入分析,结果显示男童、过敏性皮炎史、哮喘家族史和高 IgE 与学龄期哮喘存在显著关联性。而目前临床上应用的哮喘预测指数(API)等预测指标的总体预测敏感性并不理想,但是具有较强的特异性[8]。根据发生儿童哮喘的高危因素和临床症状的特点,临床医师应及时对学龄前儿童作出哮喘的诊断,并进行早期干预。

该病例入院后在吸入短效 β_2 受体激动剂(short-acting beta2-agonist,SABA)的同时,加用了口服丙卡特罗片剂,这种治疗方法在儿科临床实践中并不少见,但却是一个颇有争议的临床问题。从药理学角度分析,虽然目前临床所用 β_2- 受体激动剂具有较强的受体选择性,吸入 SABA 的剂量也很小,但是需要了解的是,目前吸入的药物几乎是以原型经肺部吸收进入机体,同时联合使用时体内的药物负荷剂量有叠加,可能存在药物安全性的问题。因此在最近发表的《支气管舒张剂在儿童呼吸道常见疾病中应用的专家共识》中特别强调,应注意避免不同剂型 β_2- 受体激动剂的联合使用[9]。一般不建议在使用雾化吸入 SABA 时同时合用口服或透皮 β_2- 受体激动剂,如为了减少夜间症状,可以在夜间单剂使用,同时要相应减少吸入 SABA 的频度,并需监测心电图和血清钾离子浓度。

(邓 力)

参考文献

1. 中华医学会儿科学分会呼吸学组,《中华儿科杂志》编辑委员会. 儿童支气管哮喘诊断与防治指南(2016 年版). 中华儿科杂志,2016,54(3):167-181.

2. Bisgaard H,Zielen S,Garcia-Garcia ML,et al.Montelukast reduces asthma exacerbations in 2-to 5-year-old children with intermittent asthma.Am J Respir Crit Care Med,2005,171(4):315-322.

3. 董文芳,周小健,洪建国. 孟鲁司特钠对轻度持续哮喘患儿疗效和安全性的随机双盲安慰剂对照试验. 中国循证儿科杂志,2011,6(4):245-249.

4. Castro-Rodriguez JA,Rodrigo GJ.The role of inhaled corticosteroids and montelukast in children with mild-moderate asthma:results of a systematic review with meta-analysis.Arch Dis Child,2010,95(5):365-370.

5. Robertson CF,Price D,Henry R,et al.Short-course montelukast for intermittent asthma in children:a randomized controlled trial.Am J Respir Crit Care Med,2007,175(4):323-329.

6. Bacharier LB,Phillips BR,Zeiger RS,et al.Episodic use of an inhaled corticosteroid or leukotriene receptor antagonist in preschool children with moderate-to-severe intermittent wheezing.J Allergy Clin Immunol,2008,122(6):1127-1135.

7. Adachi M,Taniguchi H,Tohda Y,et al.The efficacy and tolerability of intravenous montelukast in acute asthma exacerbations in Japanese patients.J Asthma,2012,49(6):649-656.

8. Bao Y,Chen Z,Liu E,et al.Risk Factors in Preschool Children for Predicting Asthma During the Preschool Age and the Early School Age:a Systematic Review and Meta-Analysis.Curr Allergy Asthma Rep,2017,18 ;17(12):85.

9. 申昆玲,邓力,李云珠,等. 支气管舒张剂在儿童呼吸道常见疾病中应用的专家共识. 临床儿科杂志,2015,33(4):373-379.

病例 6

孟鲁司特钠在咳嗽变异性哮喘中的应用

【病情介绍】

患儿,女,5 岁 6 个月,因"咳嗽 6 个月余"于 2012 年 10 月 31 日就诊于南京医科大学附属儿童医院呼吸科。患儿近 6 个月来反复咳嗽,几乎每天均有咳嗽,以干咳为主,夜间、活动后明显。曾至外院就诊考虑"过敏性咳嗽",予口服"氯雷他定口服液"治疗效果不明显,曾接受"布地奈德混悬液 + 硫酸特布他林雾化液 + 异丙托溴铵吸入溶液"治疗后症状有改善,但未进行任何长期治疗。病程中,患儿无长期发热,无消瘦、盗汗,无喘息,无头晕。家长否认异物吸入史。

既往史:患儿为第 1 胎第 1 产,足月顺产,新生儿期无异常。既往无反复咳嗽喘息病史。幼时有"湿疹"病史,平时喜揉鼻,易鼻塞,无喘息史。否认食物、药物过敏史,否认结核等传染病接触史、外伤史。父、母均有"过敏性鼻炎、皮炎",否认哮喘病史。

入院时体格检查:体温 36.5 ℃,呼吸 25 次 /min,脉搏 88 次 /min,血压 95/58mmHg,体重 25kg。神志清楚,精神好,呼吸平稳,咽部无充血,咽后壁无铺路石样改变,两肺呼吸音对称,未闻及干湿啰音。心音有力,未闻及杂音。腹平软,肝脾肋下未触及,未见杵状指。

实验室检查:胸片:两肺纹理增多,未见实质性病灶。PPD:阴性。血常规:WBC 8.3×10^9/L;N% 47.1%;L% 37%;EOS %5%;HGB 135g/L;PLT 473×10^9/L。皮内变应原试验:屋尘螨(++),粉尘螨(++)。FeNO 23ppb。肺功能:吸药前 FEV_1=61.3%

预计值,吸入硫酸沙丁胺醇吸入溶液后 FEV_1=65.6% 预计值;吸入硫酸沙丁胺醇吸入溶液后,PEF 改善率为 20.7%。

诊断:①咳嗽变异性哮喘;②过敏性鼻炎?

治疗和转归:

1. 沙美特罗替卡松粉吸入剂(50μg/100μg),1 吸,b.i.d.。

2. 耳鼻咽喉科门诊诊断为过敏性鼻炎。

由于家长拒绝使用鼻用激素,故予服用氯雷他定、鼻喷生理海水。

治疗 3 个月后:症状控制:咳嗽明显改善,夜眠安静,但活动后仍时有咳嗽,还有鼻塞、揉鼻子的症状。复查肺功能:吸药前 FEV_1=70.1% 预计值,吸入硫酸沙丁胺醇吸入溶液后 FEV_1=81.5% 预计值,FEV_1 改善率 16.3%,提示支气管舒张试验阳性,吸药后轻度混合性通气功能障碍。下一步治疗方案:仍维持沙美特罗替卡松粉吸入剂 1 吸 b.i.d.。

治疗 10 个月后:症状控制:每天偶有咳嗽,特别是剧烈运动后有咳嗽,仍有鼻塞、揉鼻子等症状。复查肺通气功能:吸药前 FEV_1=79.5% 预计值,吸入硫酸沙丁胺醇吸入溶液雾化溶液后 FEV_1=94.5% 预计值,FEV_1 改善率为 18.9%,提示支气管舒张试验阳性,吸药后通气功能正常。下一步治疗方案:加用孟鲁司特钠 5mg q.n. 联合沙美特罗替卡松粉吸入剂 1 吸 b.i.d.。

治疗 13 个月后:症状控制:活动后咳嗽症状明显减少,鼻塞、鼻痒等表现亦减轻,可耐受较大运动量,如游泳 500m。复查肺通气功能:吸药前 FEV_1=83.7%,运动后 FEV_1=90.3%,提示运动试验阴性,运动后通气功能正常。下一步治疗方案:继续服用孟鲁司特钠 5mg q.n.,沙美特罗替卡松粉吸入剂减量为 2 天 3 吸。

【重要提示】

1. 患儿,女,5 岁 6 个月,病程 6 个月余。

2. 主要表现为反复咳嗽,干咳为主,夜间以及运动后咳嗽明显。

3. 胸片　两肺纹理增多,未见实质性病灶。PPD:阴性。皮内变应原试验:屋尘螨(++),粉尘螨(++)。

4. FeNO:23ppb,提示轻度嗜酸性粒细胞性炎症。

5. 肺功能　吸药前 FEV_1=61.3%,吸入硫酸沙丁胺醇吸入溶液后 FEV_1=65.6%;吸药后中度限制性,轻度阻塞性通气障碍。吸入硫酸沙丁胺醇吸入溶液后,PEF 改善率为 20.7%。

【讨论】

哮喘规范治疗效果不佳时应积极寻找原因而不是盲目升级治疗。该例患儿明确诊断"咳嗽变异性哮喘、过敏性鼻炎",使用低剂量 ICS/LABA 1 吸 b.i.d. 开始抗哮喘治疗,治疗后症状明显好转,肺功能也较前改善,但是治疗 10 个月后症状仍不能达到完全控制。这时,我们是否应该升级治疗提高 ICS 的剂量呢? 首先我们检查了患儿用药的依从性及用药方法是否正确,发现患儿用药依从性很好,用药方法也是正确的。然后,我们考虑到患儿有过敏性鼻炎,家长不愿使用鼻用激素,鼻炎症状控制欠佳,可能为导致咳嗽症状不能完全缓解的原因。而孟鲁司特钠既能治疗哮喘,又能治疗过敏性鼻炎,而且对运动诱发哮喘治疗效果好,所以我们选择了在低剂量 ICS/LABA 1 吸 b.i.d. 的基础上增加孟鲁司特钠 5mg q.n. 口服的方案,使用该方案治疗 3 个月后患儿的临床症状得到了完全缓解,并没有升级治疗方案。

在 ICS/LABA 的基础上加用孟鲁司特钠明显增加疗效的原因分析:白三烯调节剂是一类非激素类抗炎药,能抑制气道平滑肌中的白三烯活性,并预防和抑制白三烯导致的血管通透性增加、气道嗜酸性粒细胞浸润和支气管痉挛。①孟鲁司特钠控制了患者的过敏性鼻炎:该患者过敏性鼻炎症状控制不佳,而抗白三烯药物可以有效治疗过敏性鼻炎,特别适用于伴有下呼吸道症状的患儿(如支气管哮喘等),该患儿鼻炎症状控制后哮喘症状也很快得到完全控制[1]。②双通道抗炎作用:孟鲁司特钠和激素的抗炎机制不同,有研究表明,口服激素治疗难以有效抑制哮喘患者气道中的白三烯[2]。一项研究显示,咳嗽变异性哮喘患者痰中白三烯水平显著升高[3],提示了白三烯可能参与了发病机制。该例患者加用孟鲁司特钠之后,与 ICS 联合,双通道控制了哮喘的炎症反应。

(陈 蒙)

【评析】

咳嗽变异性哮喘(cough variant asthma,CVA)是儿童慢性咳嗽的常见病因之一,具有气道高反应性、嗜酸性粒细胞气道炎症等特征,其中气道反应性增高是 CVA 的重要特征,可以有支气管激发试验阳性和 PEF 日变异率的异常,但肺通气功能正常。而此病例患者有反复咳嗽,以夜间、运动后咳嗽明显,肺通气功能异常和舒张试验阳性,根据《中国儿童哮喘诊断和防治指南》(2016年版),该患儿应诊断为"支气管哮喘"。

有并存疾病时,应同时进行治疗。该病例患儿同时患有鼻炎,应在第一时间采用上下气道的联合治疗,更好的治疗方案可选择吸入糖皮质激素(ICS)联合抗白三烯药物（LTRA）使用[1,4]。

在哮喘治疗过程中，要做好定期评估哮喘控制水平，每 1~3 个月评估 1 次病情，当疗效不佳时及时评估、调整治疗方案。同时应规范药物剂量的调整，维持哮喘控制 3 个月后应减量药物，联合使用 ICS 和 LABA 者，应当先停用 LABA[4]，此病例药物调整方法欠规范。

支气管舒张试验是呼吸道可逆性气流受限的客观指标之一，主要用于哮喘的诊断[5]，不是用于评估治疗效果。评估疗效主要为肺通气功能指标，如 FEV_1/FVC（%）、PEF 达个人最佳值的百分比等。

临床医师应加强认识哮喘与 CVA 的区别，虽 CVA 治疗原则与典型哮喘相似，但发病机制、临床特点等都有差异；明确鼻炎时，应联合治疗；规范哮喘治疗，定期评估病情，适时调整治疗方案。

（鲍一笑）

参考文献

1. 中华耳鼻咽喉头颈外科杂志编辑委员会鼻科组，中华医学会耳鼻咽喉头颈外科学分会鼻科学组、小儿学组，中华儿科杂志编辑委员会．儿童变应性鼻炎诊断和治疗指南（2010年，重庆）．中华耳鼻咽喉头颈外科杂志，2011，46（1）：7-8.

2. Dworski R，Fitzgerald GA，Oates JA，et al.Effect of oral prednisone on airway inflammatory mediators in atopic asthma.Am J Respir Crit Care Med.1994，149（4 Pt 1）：953-959.

3. Birring SS.Induced sputum inflammatory mediator concentrations in chronic cough.Am J Respir Crit Care Med，2004，169（1）：15-19

4. 中华医学会儿科学分会呼吸学组，《中华儿科杂志》编辑委员会．儿童支气管哮喘诊断与防治指南．中华儿科杂志，2016，54（3）：167-181.

5. 张皓，邬宇芬，黄剑峰，等．儿童肺功能检测及评估专家共识．临床儿科杂志，2014，（2）：104-114.

病例 7

喘息性支气管炎

【病情介绍】

患儿,男,12个月,苏州人,主因"咳嗽5天,加重伴喘息4天"于2016年11月24日入院。

该患儿于入院前5天因受凉后出现流涕、喷嚏、轻咳。入院前4天咳嗽加重伴阵发性喘息,活动和哭吵后加重,夜间睡眠差,易醒。遂于外院门诊就诊,予"头孢呋辛、病毒唑、琥珀酸氢化可的松"补液治疗3天无明显缓解。为进一步诊治,于苏州大学附属儿童医院门诊就诊,拟"喘息性支气管炎"收入呼吸科。否认呛咳史,神志清楚,精神尚可,饮食、睡眠欠佳,大小便未见异常。

既往史:有湿疹史,4月龄时患毛细支气管炎住院治疗1周,好转出院。6月龄时感冒后稍有咳喘,门诊口服泼尼松、硫酸特布他林雾化液等后缓解。否认结核接触史。

个人史:足月产,出生无窒息抢救史。

家族史:母亲有过敏性鼻炎史,父亲体健。

入院时体格检查:体温37.2℃,脉搏120次/min,呼吸45次/min,体重14kg。神志清楚,精神可,呼吸稍促,咽部充血,口腔黏膜光滑,两肺呼吸音粗,呼气相延长,双肺可闻及广泛哮鸣音,心音有力,心律齐,腹软,肝肋下2cm,质软。神经系统检查未见阳性体征。

门诊实验室检查:血常规:WBC 7.4×10^9/L,L% 55%,N% 45%,EOS% 0.5%。CRP 5mg/L。胸部X线片见图7-1。

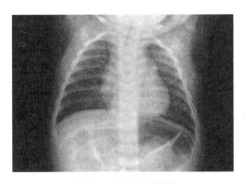

图 7-1 胸部 X 线片

初步诊断:婴儿喘息性疾病:毛细支气管炎?喘息性支气管炎?支气管哮喘?支气管黏膜结核?支气管异物?支气管肺发育不良?

入院后给予以下治疗:①干扰素抗病毒、止咳化痰等;②吸入用布地奈德混悬液联合复方异丙托溴铵吸入溶液雾化;③口服孟鲁司特钠 4mg 一次,每晚1 次。

治疗效果:4 天后,咳喘明显减轻,两肺可闻及少量喘鸣音,7 天后,咳喘消失,两肺无啰音。

入院后完善相关辅助检查:痰病原学检测:呼吸道合胞病毒(+);流感病毒A(−);流感病毒 B(−);副流感病毒 1(−);副流感病毒 2(−);副流感病毒 3(−);人偏肺病毒(−);博卡病毒(−);肺炎支原体 DNA(−);痰培养肺炎链球菌(++)。

总 IgE 390U/L;血过敏原特异 IgE 测定:尘螨 d1-SIgE(++)。

潮气通气功能:中度阻塞性通气功能障碍。

诊治经过:患儿此次以咳嗽、喘息为主要症状入院,该患儿为足月儿,出生无窒息抢救史,既往有湿疹史、喘息史,否认结核接触及异物吸入史,患儿的母亲有过敏性鼻炎史,入院后予抗病毒、止咳化痰、雾化吸入治疗后,症状明显改善,入院后相关辅助检查示:痰病原学检测 RSV(+);总 IgE 390U/L;过敏原 d1-SIgE(++);潮气通气功能为中度阻塞性通气功能障碍。故诊断考虑为:喘息性支气管炎(病毒诱发)。

根据我国《儿童支气管哮喘诊断与防治指南(2016 年版)》,该患儿哮喘预测指数阳性;喘息性儿童高危因素评估:湿疹和吸入过敏原阳性;喘息发作严重分级评估:严重度为轻度。

最终诊断:喘息性支气管炎(病毒诱发,有哮喘倾向)。

患儿急性期病情改善后继续给予孟鲁司特钠口服治疗,疗效与疗程如下:

孟鲁司特钠颗粒剂 4mg,q.n.,1 个月,复查无咳喘症状;继续服用 4mg,q.n.,2 个月,复查无咳喘症状;未见不良反应。停药后 1 个月和 3 个月各复查

1次,目前感冒后未见喘息。

【重要提示】

    1. 患儿,男,12个月,病程5天。

    2. 主要表现为咳嗽、喘息,以喘息为主要临床特征,既往有毛细支气管炎病史。

    3. 体征为两肺呼吸音粗,呼气相延长,双肺可及广泛哮鸣音。血常规白细胞计数正常,CRP不高。胸部X线片提示局部气肿。痰液病原学检查RSV(+)。总IgE 390U/L;血过敏原:d1-SIgE(++)。

    4. 潮气通气功能提示中度阻塞性通气功能障碍。

【讨论】

    喘息是婴幼儿下呼吸道疾病的常见症状。婴幼儿期病毒感染,尤其是呼吸道合胞病毒感染是诱发婴幼儿喘息的主要病因。苏州地区婴幼儿喘息病毒病原学统计显示,呼吸道合胞病毒(respiratory syncytial virus,RSV)最常见,其他还包括偏肺病毒(human metapneumovirus,hMPV)、副流感病毒-3(parainfluenza virus-3,PIV-3)、博卡病毒(human Boca virus,HBoV)等。病毒感染后诱发出现喘息,其病理基础包括:上皮细胞脱落、神经激活、炎症细胞募集和活化、血浆渗漏、黏液高分泌、气道高反应、产生白三烯等炎症介质等[1]。

    有研究报道表明,病毒感染诱发喘息的进程最开始表现为支气管炎,后多次病毒感染后可发展为反复发作的间断性喘息,最后进展为慢性持续性哮喘[2]。

    根据儿童哮喘危险度临床预测指数[3],预测指数阳性患儿后期发展为哮喘的概率显著大于预测指数阴性患儿,故对病毒感染诱发喘息且哮喘危险度临床预测指数阳性,即有发展为哮喘倾向的患儿,治疗上应高度重视,对于此类患儿应充分快速缓解急性期的临床症状以及后期预防喘息反复发作,解决各种根本的致病因素,即急慢性炎症反应、气道高反应性。据统计,部分患儿多次病毒感染后气道高反应性增加会持续6个月,过敏性体质患儿喘息后气道高反应性会延长[4]。

    PRACTALL共识报告指出,0~2岁儿童不同表型喘息的治疗中,间歇按需使用β_2-激动剂为首选,尽管其存在矛盾的证据(美国为雾化吸入制剂,欧洲为口服制剂);白三烯受体拮抗剂(LTRA)为对病毒诱发喘息的长期或短期每天控制的治疗药物;雾化或吸入糖皮质激素,对持续哮喘的每天控制治疗如有过敏症证据时作为一线治疗,特别对严重的或需要反复使用口服激素治疗的哮喘;口服糖皮质激素,主要用于急性和频发的支气管阻塞,即在急性和频发的气管阻塞时给予 1~2mg/(kg·d)泼尼松 3~5 天。急性期联合用药快速缓解症状后,应给予预防反复喘息的治疗。

半胱氨酰白三烯(CySLTs)是病毒感染相关喘息发病过程中的重要炎性介质之一,它诱导气道嗜酸性粒细胞的聚集活化,而嗜酸性粒细胞的浸润又产生更多的 CySLTs,从而使气道炎症延续和放大倍增[5]。它引起支气管壁的血管通透性增加,黏膜水肿,黏液分泌增加,气道平滑肌收缩,且可使气道高敏。孟鲁司特钠作为白三烯受体拮抗剂,具有高选择性,能竞争性拮抗白三烯 D4 与 CySLTs 受体的结合,抑制炎症介质和细胞因子的释放,抑制气道变态反应性炎症,从而减轻黏膜水肿,减少气道分泌物,以缓解平滑肌痉挛,减少炎性细胞在气道壁的浸润,从而改善气道高反应性,它针对气道内由 CySLTs 介导的炎症通路,能有效治疗病毒感染诱发的喘息,并阻止反复喘息发作,防止其发展为哮喘。而且,孟鲁司特钠的副作用小,安全性更高。故推荐孟鲁司特钠为治疗婴幼儿喘息的短期及阻止反复喘息发作的长期治疗药物。对于幼龄儿童,孟鲁司特钠颗粒剂具有使用方便、患儿接受度高等特点,是目前推荐的临床优选剂型。

综上所述,病毒感染是引起婴幼儿喘息的常见原因,多次病毒感染后可严重进展为反复发作的间断性喘息,最后进展为慢性持续性哮喘,而多次病毒感染后气道高反应性增加会持续 6 个月,过敏性体质患儿喘息后气道高反应性会延长,故病毒诱发的喘息成功的治疗必须包括:急性期——充分快速缓解的临床症状;缓解期——预防喘息反复发作。

(陈正荣)

【评析】

喘息是婴儿时期常见的呼吸道症状,多由呼吸道感染诱发[6]。由于婴儿时期气道相对狭窄,如合并气道黏膜充血、水肿、分泌物增加甚至堵塞时易出现喘息(症状性喘息)。但存在呼吸道过敏或哮喘遗传基础的患儿,可由于同时存在的气道高反应而使气道阻塞情况加重,临床上可出现反复喘息。对婴儿第一次喘息,儿科医师常将其诊断为毛细支气管炎,而对此后出现的反复喘息则有不同的称呼,如哮喘性支气管炎、喘息性支气管炎、病毒诱发性喘息、毛细支气管炎后喘息,或直接诊断哮喘。对儿科医师来说,重要的是如何从这些反复喘息的婴儿中鉴别出可能出现慢性持续性哮喘的患儿而给予合适的长期控制治疗[7]。

该病例以咳嗽、喘息为主要症状入院,经雾化吸入治疗后症状明显改善。

既往有湿疹史及轻微喘息史。患儿的母亲有过敏性鼻炎史。入院后检查发现,痰病原学检测 RSV(+);总 IgE 390U/L;过敏原 d1-SIgE(++);潮气通气功能检测提示中度阻塞性通气功能障碍。从本次发病情况分析,RSV 诱发的下呼吸道感染客观存在。但结合过去史,需要考虑该患儿有哮喘的倾向。根据我国《儿童支气管哮喘防治指南》,该患儿哮喘预测指数阳性(主要指标个人湿疹史和吸入过敏原均为阳性)[3]。因而应按哮喘的规范化治疗方案给予 3~6 个月的控制治疗。该患儿急性期病情改善后继续给予孟鲁司特钠口服治疗 3 个月,取得了很好的治疗疗效,值得借鉴。

（陈志敏）

参考文献

1. Gern JE,Busse WW.The role of viral infections in the natural history of asthma.J Allergy Clin Immunol,2000,106:201-212.
2. 王宇清,季伟,严永东,等.1 527 例喘息住院患儿病毒病原学分析.临床儿科杂志,2012,30(12):1144-1149.
3. 中华医学会儿科学分会呼吸学组,《中华儿科杂志》编辑委员会.儿童支气管哮喘诊断与防治指南(2016 年版).中华儿科杂志,2016,54(3):167-179.
4. Xepapadaki Pl,Papadopoulos NG,Bossios A,et al.Duration of postviral airway hyperresponsiveness in children with asthma:effect of atopy.J Allergy Clin Immunol,2005,116:299-304.
5. 白珺,徐佩茹.毛细支气管炎的治疗进展.中国实用儿科杂志,2009,24(4):312.
6. Sahiner UM,Buyuktiryaki B,Cavkaytar O,et al.Recurrent wheezing in the first three years of life:short-term prognosis and risk factors.J Asthma,2013,50(4):370-375.
7. Bacharier LB1,Boner A,Carlsen KH,et al.Diagnosis and treatment of asthma in childhood:a PRACTALL consensus report.Allergy,2008,63(1):5-34.

病例 8

毛细支气管炎

【病情介绍】

患儿,男,5 个月,因"咳嗽 3 天,加重伴喘息 1 天"于 2015 年 3 月 28 日就诊于沈阳军区总医院儿科。

3 天前开始咳嗽,为单声干咳,伴鼻塞、流清涕,自服"小儿氨酚黄那敏颗粒"无好转。1 天前咳嗽加重,阵发性,有痰咳不出,伴喘息,嗓中有"咝咝"声,夜间为重,鼻涕略黄。无发热,无打喷嚏,无呕吐及腹泻。

患儿既往有湿疹史,无喘息史。否认异物吸入史。否认结核接触史,无药物过敏史、外伤史。足月顺产,出生体重 3.2kg,生后母乳喂养,尚未添加辅食。母亲有过敏性鼻炎病史。

入院时体格检查:体温 36.8℃;脉搏 120 次 /min;呼吸 50 次 /min;无发绀、鼻翼扇动及三凹征。肺部听诊双肺遍布呼气性哮鸣音,深吸气时可闻及少许细湿啰音。脉搏 120 次 /min,心音有力,心律齐,无杂音。腹平软,肝脾不大,肠鸣音正常。CRT 2s,神经系统无异常体征。

实验室检查:血常规、心肌酶、CRP 正常。

诊断:毛细支气管炎。

依据:发病年龄为 5 个月婴儿,第一次喘息发作,喘息以夜间为重,喘息前有咳嗽、鼻塞、流涕病史,鼻涕由清涕渐转为黄涕,提示有呼吸道感染,体格检查肺部可闻及干湿啰音,以哮鸣音为主。

根据患儿的喂养量、呼吸频率都在正常范围内,没有缺氧表现,精神状态正常,病情评估为轻度。患儿没有早产、低出生体重、低龄、既往喘息史以及基础疾病等高危因素。

治疗和转归:根据2014年美国《毛细支气管炎的诊断管理和预防指南》等推荐意见,处理如下:监测病情,注意喂养、睡眠、环境等方面的护理,一旦有严重的表现,及时复诊。家长强烈要求药物治疗。根据我国《毛细支气管炎诊断、治疗与预防专家共识》,给予硫酸特布他林雾化液、布地奈德混悬液雾化吸入治疗,因患儿雾化时哭闹剧烈,家长拒绝雾化。经家长同意更改治疗方案为孟鲁司特钠颗粒剂每晚4mg口服,1周后喘息缓解,2周后咳嗽消失。继续口服孟鲁司特钠4周,1年后随访,患儿再没有喘息发作。

【重要提示】

1. 患儿男,5个月,急性发病,病史3天。

2. 主要表现为3天前先咳嗽,伴鼻塞、流清涕,1天前喘息,夜间为重。

3. 既往有湿疹史,无喘息史。否认异物吸入史。

4. 足月顺产,出生体重3.2kg。

5. 母亲有过敏性鼻炎病史。

6. 体格检查肺部可闻及干湿啰音,以哮鸣音为主,无缺氧表现。

【讨论】

毛细支气管炎是2岁以内最常见的下呼吸道感染性疾病,至少有1/5的婴儿会罹患此病。基层医院临床处置大多采取如下方案:化验血常规、呼吸道合胞病毒抗体、血气,检查胸片,吸氧、抗生素、全身激素、雾化联合吸入糖皮质激素、β_2-受体激动剂和抗胆碱能药,患儿多数可以治愈,可是,对于毛细支气管炎这样一种病毒感染引起的自限性疾病,这样的处理有没有过多检查、过度治疗的嫌疑呢?

早在2006年,美国儿科学会发布的《毛细支气管炎的诊断管理和预防指南》[1]就提倡对于急性毛细支气管炎主要予以支持治疗,指出支气管舒张剂、激素、抗生素、胸部理疗等治疗,均不能明显改变毛细支气管炎的疾病过程,2014年10月,美国儿科学会又重新进行了修订,仍然不建议常规应用上述药物。并且不推荐病毒检测、影像学等不必要的检查以及支气管舒张试验。该指南的推出,有益于避免药物的滥用、医疗实践的差异和不必要的费用。

我国《毛细支气管炎诊断、治疗与预防专家共识(2014年版)》[2]指出应主要根据病史及体格检查诊断毛细支气管炎,并对疾病严重程度进行分级(B级证据,高度推荐);应评估有无发生严重毛细支气管炎的高危因素,如年龄<12周、早产、合并心肺疾病或存在免疫缺陷状态(B级证据,中度推荐)。轻症病例有条件时可以在家护理,关注患儿饮食及液体摄入、呼吸及体温情况,密切监测患儿病情变化,并及时处理病情的加重和恶化;中、重度毛细支气管炎患儿需要住院治疗,对于有危险因素的患儿应放宽入院指征。对给予浓度50%的氧吸入仍然不能纠正严重呼吸困难或窒息的患儿,有转入重症监护病房的指征,治疗方案为:严密观察,必要时可行气道持续正压通气或气管插管机械通气。治疗上主要监测病情变化、对症和支持治疗(A级证据,高度推荐);可试用支气管舒张剂雾化吸入治疗(B级证据,低度推荐);不推荐常规应用全身糖皮质激素(A级证据,高度推荐),可选用雾化吸入糖皮质激素治疗(B级证据,低度推荐);住院患儿在严密监测下,试用3%高渗盐水雾化吸入(B级证据,低度推荐);不推荐常规应用利巴韦林,包括雾化吸入途径用药(B级证据,中度推荐);仅在不能排除细菌感染时选用合适抗菌药物(B级证据,高度推荐);不推荐胸部理疗(B级证据,中度推荐)。

有研究显示,毛细支气管炎患儿的肺泡灌洗液、尿及血中白三烯水平明显升高,提示白三烯在毛细支气管炎发病中发挥了重要作用,接受孟鲁司特钠治疗的患儿表现出较低的临床严重度评分,在第一个24小时就显示出显著的效果,而且孟鲁司特钠组的住院时间明显低于安慰剂组,表明孟鲁司特钠对毛细支气管炎急性期有较好的疗效。还有研究显示毛细支气管炎恢复期给予孟鲁司特钠治疗4周可显著增加无症状天数,治疗12周有助于减少嗜酸性粒细胞来源神经毒素,而且可以减少毛细支气管炎后喘息的次数[3-5]。

我国2016年《白三烯受体拮抗剂在儿童常见呼吸系统疾病临床应用的专家共识》[6]指出,在毛细支气管炎发作期,短程服用孟鲁司特钠2~4周,可改善急性期临床症状,降低气道高反应性,减少住院天数。恢复期,持续孟鲁司特钠治疗4~12周,可减少毛细支气管炎后喘息的次数,且无明显不良反应。孟鲁司特钠对于3~12个月婴儿耐受良好。

中西方的差异是客观存在的,需要大力推广科普宣传,耐心沟通和个体化的治疗。对于无法接受只观察不治疗的轻度患儿,但又不能接受雾化吸入治疗时,孟鲁司特钠安全有效,是一个可以选择的药物。

(魏 兵)

【评析】

毛细支气管炎是婴幼儿常见的急性下呼吸道感染性疾病,主要由呼吸道合胞病毒(RSV)感染所致,约占80%~90%,部分可由其他呼吸道病毒感染,甚至支原体等感染所致。表现为年幼儿童急性呼吸道感染后出现以喘息、呼吸急促 / 困难为主的临床表现,诊断主要基于临床特征。但是不同国家对该疾病的具体临床定义不尽相同,如美国指南强调以年幼儿童的首次喘息为其特征[1],而英国指南则强调肺部闻及哮鸣音和密集细湿啰音为其疾病特征[7],提示该疾病不同于婴幼儿期的哮喘,病变主要累及外周气道,故最初该病的英文名为"Acute Capillary Bronchitis"[8],此病名一直沿用至 20 世纪 60 年代。目前我国通用的中文病名"毛细支气管炎"即以此原始英文病名直译而得。

急性毛细支气管炎具有自愈倾向,临床处理以对症和支持治疗为主。但是多项队列研究显示,早期 RSV 感染与儿童期哮喘的发生存在一定关联性,而且临床上确实有部分毛细支气管炎患儿可以从早期的药物治疗中获益,我国共识亦提出了试验性治疗的建议。该病例毛细支气管炎的诊断明确,在对症治疗的基础上给予孟鲁司特钠治疗获得了良好的临床疗效,提示白三烯在毛细支气管炎的发病中起了一定作用。从药物的安全性和疾病远期转归等方面考虑,在该病的治疗中,孟鲁司特钠不失为值得考虑的一种临床选择,尤其适用于有哮喘等过敏性疾病高危因素的患者。对于婴儿患者,颗粒剂型更适用。

另外,该病例在病初"自服"小儿氨酚黄那敏颗粒是十分不明智的做法,应该引起临床医师的足够重视。此复方药物虽然是临床常用的退热感冒药物,主要成分为对乙酰氨基酚和氯苯那敏(每包含对乙酰氨基酚 125mg,氯苯那敏 0.5mg),但是并不适用于年仅 5 月龄的婴儿,存在较大用药安全隐患。

（洪建国）

参考文献

1. Ralston SL,Lieberthal AS,Meissner HC,et al.Clinical Practice Guideline:The Diagnosis, Management,and Prevention of Bronchiolitis.Pediatrics,2014,134(5):1474-1502.

2. 中华医学会儿科学分会呼吸学组,《中华儿科杂志》编辑委员会.毛细支气管炎诊断、治疗与预防专家共识.中华儿科杂志,2015,53(3):168-171.

3. Zedan M,Gamil N,Elassmy M,et al.Montelukast as an episodic modifier for acute viral bronchiolitis:a randomized trial..Allergy and Asthma Proceedings,2010,31(2):147-153.

4. Bisgaard H.A Randomized Trial of Montelukast in Respiratory Syncytial Virus Postbronchiolitis.American Journal of Respiratory & Critical Care Medicine,2003,167(3): 379.

5. Peng WS,Chen X,Yang XY,et al.Systematic review of montelukast's efficacy for preventing post-bronchiolitis wheezing.Pediatric Allergy & Immunology Official Publication of the European Society of Pediatric Allergy & Immunology,2014,25(2):143-150.

6. 中华医学会儿科学分会呼吸学组.白三烯受体拮抗剂在儿童常见呼吸系统疾病中的临床应用专家共识.中华实用儿科临床杂志,2016,31(13):973-977.

7. National Collaborating Centre for Women's and Children's Health (UK).Bronchiolitis: Diagnosis and Management of Bronchiolitis in Children.London: National Institute for Health and Care Excellence (UK); 2015.

8. Spender JK.Some Points in the Pathology and Treatment of Acute Capillary Bronchitis.Br Med J, 1868, 2 (403): 304-305.

孟鲁司特钠在婴幼儿喘息中的应用

【病情介绍】

患儿,男,2岁,因"咳嗽12天,吼喘8天,加重伴气紧3天"入院。患儿于入院前12天无明显诱因出现咳嗽,初为单声咳嗽,不伴痰响,未予重视。入院前8天,患儿逐渐发展至阵发性串咳,伴有吼喘、气促、晨起及活动后明显,无声嘶犬吠样咳嗽及鸡鸣样回声,无发热,无皮疹。"当地医院"予以"头孢美唑、氨溴索静滴,沙丁胺醇吸入溶液雾化吸入、泼尼松口服"(具体剂量及疗程不详)等并住院治疗,未见明显好转,入院前3天,患儿咳嗽再次加重,伴喘息气促,昼夜无明显差异,病程中伴鼻塞、流涕,无声嘶,无发热,无进行性消瘦,门诊以"支气管肺炎"收入院。

既往史:平素健康状况较差,家属自诉频繁"感冒",患儿6个月时首次喘息发作,近1年有3次类似的吼喘病史,每次持续1~2周不等,雾化输液治疗后缓解(具体不详)。1岁前湿疹病史,现皮疹已未再反复,否认药物及食物过敏病史及鼻炎病史。

个人史:患儿为第1胎第1产,39周$^{+5}$顺产,出生时情况良好,无窒息抢救病史,发育良好,人工喂养。

家族史:患儿父亲有"过敏性鼻炎"病史,嗜烟,有10年吸烟史,患儿父母均否认哮喘病史。

入院时体格检查:体温36.7℃,脉搏138次/min,呼吸40次/min,血压94/58mmHg,体重13kg。神志清楚,精神欠佳,鼻翼扇动,唇周微绀,咽充血,扁桃体 I°,未见脓性分泌物,点头样呼吸,三凹征(+),双肺呼吸音粗,可闻及中量哮鸣音及粗中湿啰音,脉搏 138 次 /min,心律齐,心音有力,未闻及杂音,肝脾未触及肿大,肠鸣音无明显增强或减弱,未见杵状指。

实验室检查: 血常规:WBC 16.03×10^9/L,N% 49.7%,L% 47.5%,EOS% 0.2%,RBC 5.4×10^{12}/L,HGB 133g/L,PLT 580×10^9/L,CRP 3.00mg/L。总 IgE 测定 67.93kU/L(参考范围 <60kU/L)。呼吸道九项:均阴性。痰培养:正常混合菌群。呼出气一氧化氮测定:50.4ppb。过敏原检测:吸入组:霉菌(++);食入组:猪肉(++)、牛肉(++)、蟹肉(+++)、黄豆(++)。胸部 CT:双肺散在淡薄模糊影,提示感染可能。

诊断: 婴幼儿喘息伴肺部感染。

治疗和转归: 入院后给予鼻导管低流量吸氧,监护,头孢曲松钠 1g 静脉点滴,q.d.。甲泼尼龙 25mg 静脉点滴 q.8h.,复方异丙托溴铵吸入溶液 1.25ml、布地奈德混悬液 2ml 雾化吸入 t.i.d.。孟鲁司特钠 4mg,p.o.,q.n.。3 天后病情好转,停吸氧,甲泼尼龙逐渐减量至停用,住院 7 天,痊愈出院。出院后继续用药及减量情况如表 9-1 所示。

表 9-1　出院后继续用药及减量情况

疗程	第 1 周	第 2 周	第 4 周	第 6 周	第 8 周	第 10 周
呼吸	活动气促	无气促	无气促	无气促	无气促	无气促
症状	稍烦躁	安静	安静	安静	安静	安静
哮鸣音	可闻及	未闻及	未闻及	未闻及	未闻及	未闻及
LTRA	4mg,q.n.	4mg,q.n.	4mg,q.n.	4mg,q.n.	4mg,q.n.	4mg,q.n.
SABA	2 次 /d	0	0	0	0	0
ICS	1mg,t.i.d.	0	0	0	0	0

院外随访期间小儿仍有过"上呼吸道感染",但均未出现喘息症状,最近一次复查呼出气一氧化氮测定,已降至 12.7ppb。现仍门诊随访中。

【重要提示】

1. 患儿男,2 岁,此次病程近 2 周。
2. 患儿有阵发性串咳,伴痰响,有吼喘、气促。
3. 双肺呼吸音粗,可闻及粗中湿啰音及哮鸣音。

4. 胸部 CT 提示感染可能。

5. 患儿 6 个月时首次喘息发作,近 1 年有 3 次类似的吼喘病史,1 岁前湿疹病史,过敏原检测阳性(吸入组及食入组)。

6. 患儿父亲有"过敏性鼻炎"病史。

【讨论】

该患儿入院时阵发性串咳,伴痰响,有吼喘、气促,双肺呼吸音粗,可闻及粗中湿啰音及哮鸣音,结合胸部 CT,看似诊断简单明确,但吼喘反复发作,治疗效果不佳,显然支气管肺炎诊断不足以解释小儿的反复喘息。

早在 2014 年的全球哮喘防治策略(Global Initiative for Asthma 2014,GINA)就明确把 5 岁及以下小儿的喘息分为早期一过性喘息、早期起病的持续性喘息及迟发性喘息。该小儿在近 1 年中喘息发作 4 次,既往湿疹病史,过敏原检测阳性,该小儿属于哮喘预测指数(API)阳性的患儿,其至 6~13 岁仍有哮喘的阳性预测值高达 77%[1],可诊断为婴幼儿喘息伴肺部感染,应早期给以哮喘控制药物治疗。

《儿童支气管哮喘诊断与防治指南(2016 年版)》[2]对哮喘的定义做了更明确的描述,指出哮喘是一种异质性疾病,其特征包括气道慢性炎症和气道高反应性两个方面。主要的临床表现为反复发作的喘息、咳嗽、气促、胸闷,常在夜间和 / 或凌晨发作或加剧。另外,呼吸道症状的具体表现形式和严重程度具有随时间而变化的特点,还常伴有可变的呼气气流受限。哮喘防治应尽早开始,要坚持长期、持续、规范、个体化治疗原则。对于 <6 岁儿童哮喘的长期治疗,最有效的治疗药物是 ICS,对大多数患儿推荐使用低剂量 ICS(第 2 级)作为初始控制治疗。如果低剂量 ICS 不能控制症状,优选考虑增加 ICS 剂量(双倍低剂量 ICS)。指南强调,无法应用、不愿使用 ICS 或伴过敏性鼻炎的患儿可选用白三烯受体拮抗剂(LTRA)。该小儿在初始治疗后,考虑到依从性,仅给予 LTRA 维持治疗,取得了良好的效果。

该病例不足之处在于,由于小儿早期入院时烦躁不安,没能配合完善肺通气功能检查,未能留下原始数据,以至于在整个病例监测过程中肺功能缺失,该患儿目前仍在笔者科室门诊随访中,下一步仍建议完善肺通气功能检查。

（周福蓉　向　龙）

【评析】

该类病例在儿科临床十分常见,根据其临床特征和入院前的治疗经过,入院时已符合我国儿童哮喘指南提出的哮喘诊断标准。但是在临床上有相当一部分的医师虽然完全按哮喘的治疗方案对患儿进行处置,但诊断时似乎更愿意采用该病例入院时的诊断——"婴幼儿喘息"这一症状性诊断名称,表明在年幼儿童中确实存在哮喘诊断的"首诊压力",这也是我国儿童哮喘诊断不足和治疗不规范的一个重要原因[3]。我们期待着能有适用于学龄前儿童哮喘的诊断标准问世。

作为疾病诊断,临床病史的准确采集是基础。但是我国地域广阔,对于喘息存在着不同的表述方法,就如该病例中描述的"吼喘",是否完全等同于"喘息"呢?同时家长在为患儿代述病情时也往往不能很准确地描述实际病情,会将不同性质的异常呼吸状态相混淆,最常见的是将"喘息(wheeze)"与"喘鸣(stridor)"相混淆[4],因此要求临床医师尽可能在第一时间确定患儿是否存在喘息。

喘息时体检可以闻及连续的、通常为高音调的笛音性呼吸音,伴有呼气相延长,是气流通过部分受阻的胸腔内气道导致的湍流状气流震动气道壁所产生的异常呼吸音。在哮喘和毛细支气管炎时,由于存在广泛的气道阻塞,因此可闻及具有谐音(复音)性质的喘息,即呼吸音汇集了因不同大小气道内气流受限导致的复音调性的哮鸣音。而喘鸣是一种具有音乐声音性质的单音调尖锐声音,通常不用听诊器就可以闻及,主要是由胸腔外大气道阻塞所致,多见于吸气相。喘鸣的出现多提示喉和近端气管的气道阻塞和气流受限,如急性喉炎等[5]。虽然从理论上讲,只要有足够的气流,整个传导气道的气流受限都可以引起喘息,但是喘息与大、中气道气流受限的关联度可能更大。儿童期常见的间歇性喘息可见于哮喘等广泛气道狭窄性疾病,如果使用支气管舒张剂试验性治疗可以快速缓解喘息,高度提示哮喘的诊断。

(洪建国)

参考文献

1. 洪建国. 哮喘预测指数对婴幼儿哮喘临床应用及评价. 中国实用儿科杂志,2011,26(4):241-243.
2. 中华医学会儿科学分会呼吸学组,《中华儿科杂志》编辑委员会. 中华儿科杂志 2016,54(3):167-181.
3. 沙莉,刘传合,邵明军,等. 中国城市儿童哮喘诊治状况十年对比. 中华儿科杂志,2016,54(3):182-186.
4. Mellis C1.Respiratory noises:how useful are they clinically？ Pediatr Clin North Am,2009,56(1):1-17.
5. 洪建国. 儿童迁延性喘息临床诊治. 中国实用儿科杂志,2013,28(12):883-886.

病例 10

呼吸道合胞病毒诱发的婴幼儿喘息

【病情介绍】

患儿,男,20个月,因"流涕5天,咳嗽伴喘息2天"于2015年10月2日就诊于上海交通大学医学院附属仁济医院儿科。

患儿于5天前出现流涕,2天前出现咳嗽,日渐加重并出现气喘,闻及喉中喘鸣声伴气促,门诊予以口服头孢克洛、雾化治疗后好转,但仍有咳嗽,夜间及晨起明显,时轻时重。病程中无发热,无面色苍白或大汗,无恶心呕吐等不适。神志清楚,食欲缺乏,大、小便未见异常。

患儿既往有3次冬春季节"感冒"后喘息史,平素剧烈活动后易干咳、喜揉鼻、眼。否认异物吸入史、否认结核接触史,有"湿疹"史,否认食物药物过敏史。患儿父亲有过敏性鼻炎史,否认哮喘家族史。

入院时体格检查:体温37℃,脉搏160次/min,呼吸45次/min,血压80/50mmHg,SaO$_2$ 91%。神志清楚,略烦躁,气促,喜坐,吸凹征(+),鼻翼扇动,口唇稍绀,浅表淋巴结未触及肿大,双肺呼吸音粗,对称,可闻及呼气相哮鸣音,心脏未见异常。腹部及神经系统检查未见阳性体征。

实验室检查:血常规:WBC 12×10^9/L,HGB 118g/L,N% 41.4%,M% 10.7%,L% 40.8%,EOS% 6.8%,PLT 162×10^9/L。CRP:10mg/L。肝肾功能、血气分析及电解质、心肌酶谱:未见明显异常。胸片:两肺纹理增多、模糊。呼吸道病原体检测:RSV-IgM(+);免疫球蛋白IgE:225U/L;过敏原特异性IgE:粉尘螨30.8kU/L。

　　诊断:①喘息性支气管炎;②呼吸道合胞病毒感染;③过敏性鼻炎。

　　诊断依据:20 个月幼儿,以咳嗽伴气喘起病,抗感染、糖皮质激素雾化吸入治疗有效,多次冬春季节"感冒"后喘息史,"湿疹"史,过敏性疾病家族史,血常规、CRP 等炎症指标轻度升高,胸片提示"支气管炎"表现,RSV-IgM(+)。根据患儿病史特点和实验室检查,此次引起喘息的原因可以排除胃食管反流、异物吸入、支气管肺发育不良以及先天性心脏病等情况。

　　治疗和转归:API 指数评估:螨虫过敏,嗜酸性粒细胞百分比达到 6.8%,符合 API 指数 1 项主要指标和 1 项次要指标,预测指数阳性,予以干预性治疗,包括急性期症状控制和维持期的巩固治疗,根据患儿的临床表现:烦躁哭闹;氧饱和度仅为 91%,评估此次喘息的急性发作为重度,在急性发作期予以头孢呋辛、甲泼尼龙静滴,布地奈德混悬液、特布他林雾化液雾化吸入,以及白三烯抗体拮抗剂口服。1 周后症状控制,咳喘明显缓解,进入巩固维持期,予以低剂量的糖皮质激素和短效 β_2- 受体激动剂雾化吸入,以及孟鲁司特钠口服,病情控制良好,从第 5 周起,予以更低剂量的 ICS 和孟鲁司特钠维持。随访观察患儿第 2~12 周的日间症状、夜间症状、应急缓解期药物的使用情况、活动受限及急性发作次数,均明显好转,观察随访至今,患儿未再出现喘息。

> 【 重要提示 】
>
> 1. 20 个月幼儿,急性起病,以咳嗽、喘息为主要表现。
> 2. 细菌感染炎症指标升高,胸片提示"支气管炎"表现,RSV-IgM(+)。
> 3. 既往多次喘息史,过敏性疾病史,一级亲属过敏性疾病家族史。
> 4. 此次喘息的原因既要考虑病毒感染,同时也存在过敏原诱发。
> 5. RSV 感染可引起气道高反应和气道重构,易发展为哮喘,同时 API 阳性提示进展为支气管哮喘的概率非常大,有必要进行干预性治疗。初始治疗选择 ICS 联合白三烯受体拮抗剂,后续予以白三烯受体拮抗剂巩固维持。

【讨论】

　　既往大量的研究发现,喘息的发生与病毒感染密切相关,针对不同年龄组喘息患儿鼻腔分泌物的病毒检测发现,在 5 岁以下患儿中,最常见的病毒为呼吸道合胞病毒。这个病例中的患儿就是典型的 RSV 感染。

　　RSV 是最常见的引起儿童喘息的呼吸道病毒之一。研究显示 RSV 是 2 岁以下儿童喘息及随后发生持续喘息的主要感染病毒,长期随访研究显示,至

5 岁时曾患 RSV 下呼吸道感染的儿童中 40% 有喘息,而对照组仅 11% 有喘息[1]。RSV 不但能够诱发喘息,随访发现儿童发生哮喘的比例明显高于对照组,对 RSV 毛细支气管炎住院患儿的随访研究显示,到 13 岁时,早期 RSV 感染是导致哮喘的独立危险因素[2]。

RSV 感染诱发喘息并导致哮喘的机制包括以下几个方面:①RSV 直接侵袭气道,引起上皮细胞损伤、气道黏液高分泌,造成气道阻塞,同时变应原更易入侵气道,诱发气道高反应;②Toll 样受体(TLRs)识别 RSV 后启动固有免疫应答,募集大量免疫细胞,包括巨噬细胞、自然杀伤性细胞、嗜酸性粒细胞等,释放嗜酸性粒细胞阳离子蛋白,导致白三烯表达增加,引发气道高反应;③诱导 $CD4^+T$ 细胞表达增加,Th2 类细胞因子分泌增多,从而促进炎症反应;④信号通路调控异常,比如抑制 JAK/STAT 信号通路活化,减少 I 型干扰素的表达从而使宿主抗病毒功能下降,以及活化 TLR4/NF-κB 信号通路加剧炎症反应;⑤感染后导致免疫系统调节紊乱,同时病毒变异,使 RSV 逃避免疫监视;⑥引发 β- 肾上腺素能神经受体功能降低、M 胆碱能神经受体数量及功能提高,导致气道高反应。当患儿反复 RSV 感染同时又暴露于过敏原中,长此以往就会导致气道阻塞和反应性增高。这一生命早期病毒感染和致敏之间相加和相互协同的作用,被称为哮喘的双重打击假说。

对于 RSV 下呼吸道感染合并喘息的治疗方案,主要依靠支持治疗,包括抗感染、吸氧、维持体液平衡、保持呼吸道通畅等。密切观察患儿呼吸频率、鼻翼扇动、吸气性三凹征等呼吸困难表现,监测血氧饱和度,防止发生呼吸衰竭、心力衰竭。并发呼衰者需要行正压机械通气,有时甚至需要高频震荡通气和体外膜肺氧合技术。

临床研究发现,异丙托溴铵吸入溶液和 $β_2$- 受体激动剂联合治疗与安慰剂组相比,能够有效改善 24 小时的临床评分,但由于疗效不肯定,不推荐支气管舒张剂常规使用。

尽管糖皮质激素经常被用于治疗 RSV 引起的急性下呼吸道感染,但也没有足够的临床证据支持常规使用糖皮质激素。通过对 13 个共涉及 1 200 例急性毛细支气管炎患儿应用糖皮质激素的临床试验的荟萃分析发现,激素治疗组在住院率、住院时间、临床评分或再度入院方面并无显著优势[3]。但激素治疗对于年长儿童、合并慢性肺疾病或有反复喘息发作的儿童可能有益。联合应用地塞米松和肾上腺素可能可以进一步降低初次喘息发作患儿的住院率[4]。

由于能减轻急性支气管炎的气道炎症反应,白三烯受体拮抗剂(LTRA)也被用于尝试治疗 RSV 导致的下呼吸道感染。2003 年丹麦首先开展 LTRA 治疗 130 例 RSV 患儿的 RCT 研究,持续观察服药后 28 天,干预组白天咳嗽显著少于对照组,无症状时间更多,提示 LTRA 可有效改善肺部症状。2010 年的一项为期 12 个月的研究显示,对初次 RSV 感染的毛细支气管炎患儿予以 LTRA 治疗,发现血清嗜酸性粒细胞源性神经毒素水平显著低于安慰剂组,此后 12 个月,喘息发作次数亦明显减少[5]。2016 年 GINA 提出 LTRA 能够有效控制病毒诱发的间歇性哮喘和喘息,无论是在急性发作期还是长期治疗阶段,在缓解药物的基础上加用 LTRA 有助于改善患儿的症状和预后。PRACTALL 共识中也指出 LTRA 对于 2~5 岁病毒诱发性喘息可以有效降低发作频率。

参照这些指南建议,在病毒导致的复发性喘息患儿中,常规抗白三烯治疗与安慰剂相比,可有效改善哮喘的预后,我们在初始治疗选择第 3 级的低剂量 ICS 联合 LTRA 治疗,后续予以白三烯受体拮抗剂巩固维持。最终,通过医患双方的努力,做到了哮喘管理的长期目标,达到症状的良好控制,并且将未来急性发作的风险与药物的副作用降至最低。

(周文静)

【评析】

20 个月患儿,以"流涕 5 天,咳嗽伴喘息 2 天"就诊。已有类似症状发作 3 次,有湿疹史,父亲有 AR 史。体格检查:脉搏 160 次 /min,呼吸 45 次 /min,吸凹征(+),鼻翼扇动(+),口唇稍绀,两肺可闻及呼气相哮鸣音,SaO_2 91%。RSV-IgM(+),粉尘螨 sIgE 30.8kU/L。临床上诊断喘息性支气管炎、呼吸道合胞病毒感染(及过敏性鼻炎),诊断明确。

评估患儿此次喘息急性发作为重度,予以头孢呋辛、甲泼尼龙静滴,布地奈德混悬液、特布他林雾化液雾化吸入,以及白三烯抗体拮抗剂口服,经过 1 周的治疗,临床疗效明显。再予以 4 周的低剂量 ICS 和 SABA 雾化吸入,以及孟鲁司特钠口服,病情控制良好。以后予以更低剂量的 ICS 和孟鲁司特钠维持治疗。随访观察 12 周,处于良好的控制状态,未再出现喘息。

呼吸道病毒感染是诱发婴幼儿喘息的主要原因。呼吸道合胞病毒(RSV)是引起 2 岁以下儿童急性下呼吸道感染最常见与最重要的病原[6]。主要的病理生理基础表现为气道上皮细胞坏死、脱落,黏液分泌增加,气道阻塞和炎性细胞浸润[6,7]。RSV 感染与婴幼儿反复喘息、气道高反应性及哮喘发生有关[8]。本病例咳嗽、喘息已有 4 次,API 阳性,其以后发生哮喘的风险明显增加。对于 RSV 感染所诱发的喘息主要治疗原则是支持、维护内环境稳定,改善通气,抗气道炎症,防治并发症[6]。规范化的 ICS 治疗对于症状的控制尤为重要[9]。临床治疗强调个体化治疗原则,维持治疗数月不等。国内研究对于 API 阳性的喘息患儿,ICS 与 LTRA 治疗均有比较好的效果[10]。

(张建华)

参考文献

1. Kneyber MCJ, Steyerberg EW, de Groot R, et al.Long-term effects of respiratory syncytial virus(RSV) bronchiolitis in infants and young children: a quantitative review.Acta Paediatr, 2000, 89(6): 654-660.

2. Sigurs N, Gustafsson PM, Bjarnason R, et al.Severe respiratory syncytial virus bronchiolitis in infancy and asthma and allergy at age 13.Am J Respir Crit Care Med, 2005, 171(2): 137-141.

3. Corneli HM, Zorc JJ, Mahajan P, et al.A multicenter, randomized, controlled trial of dexamethasone for bronchiolitis.N Engl J Med, 2007, 357(4): 331-339.

4. Plint AC, Johnson DW, Patel H, et al.Epinephrine and dexamethasone in children with bronchiolitis.N Engl J Med.2009, 360(20): 2079-2089.

5. Kim CK, Choi J, Kim HB, et al.A randomized intervention of montelukast for post-bronchiolitis: effect on eosinophil degranulation.J Pediatr, 2010, 156(5): 749-754.

6. 《中华儿科杂志》编辑委员会, 中华医学会儿科学分会呼吸学组. 毛细支气管炎诊断、治疗与预防专家共识(2014 年版). 中华儿科杂志, 2015, 53(3): 168-171.

7. Nmeissner HC.Viral Bronchiolitis in Children.N Engl J Med, 2016, 374(1): 62-72.

8. Jartti T, Gern JE.Role of viral infection in the development and exacerbation of asthma in children.J Allergy Clin Immunol, 2017, 140(4): 895-906.

9. Castro-Rodriquez JA, Custovic A, Ducharme FM.Treatment of asthma in young children: evidence-based recommendations.Asthma Res Pract, 2016, 2: 5.

10. 李亚琴, 薛海燕, 陈伟, 等. 按哮喘预测指数分组治疗在 5 岁以下喘息儿童中的应用. 中国当代儿科杂志, 2014, 16(8): 795-799.

病例 11

婴儿严重湿疹合并喘息

【病情介绍】

患儿,女,6个月,因"发现头面部皮疹3天,加重1天"就诊于陆军军医大学第二附属医院儿科门诊。

家长于3天前发现患儿头面部出现皮疹,表现为散在的红色丘疹,前额、面部分布较多。当地医院给予"炉甘石薄荷脑洗剂"外用治疗,效果不佳。1天前皮疹加重,伴以渗液、结痂,且患儿烦躁,有搔抓皮疹动作,夜间睡眠差;病程中无发热、咳嗽,无呕吐、腹泻,食欲、睡眠欠佳,大、小便无特殊,体重无明显变化。

患儿平素体质一般。既往有湿疹史,生后1个月即因湿疹已于笔者医院诊断为"牛奶蛋白过敏",给予持续深度水解蛋白配方奶粉喂养后湿疹逐步好转。家属于5天前自行更换深度水解蛋白配方奶粉为普通配方奶粉。母亲年幼时曾有"喘息史"。

门诊体格检查: 精神反应可,匀称体型。颅顶、前额、颜面部、耳郭皮肤充血,可见较多粟粒大小红色丘疹,部分皮肤可见破溃、渗出、结痂(图11-1)。

辅助检查: 血常规:WBC 9.2×10^9/L,N% 32.1%,L% 60.4%,EOS% 6.3%,HGB 116g/L,PLT 334×10^9/L。CRP 5mg/L。血过敏原检测:牛奶蛋白(++),鸡蛋清(+)。

门诊诊断: ①婴儿湿疹;②牛奶蛋白过敏。

治疗方案: ①恢复原有深度水解蛋白配方奶粉喂养;②外用布地奈德乳

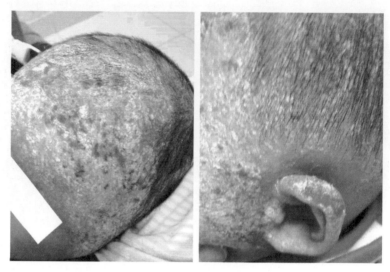

图 11-1　门诊体格检查

膏;③口服盐酸西替利嗪滴剂。

第一次复诊(1 周后):患儿湿疹较前略有好转。体格检查:头面部皮疹有所减少,仍可见结痂,未见渗出。颅顶、前额皮肤充血减轻,面部仍充血较明显(图 11-2)。治疗:维持当前治疗方案。

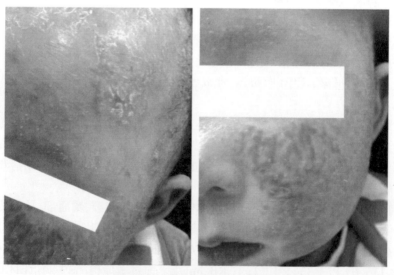

图 11-2　第一次复诊(1 周后)

第二次复诊(1 周后):湿疹无进一步改善。同时复诊前 3 天,患儿出现咳嗽、喘息,表现为阵发性干咳,伴喘息、气促。病初有一过性发热(体温未测),无发绀、呼吸困难,无呕吐、腹泻。精神、食欲、睡眠欠佳。体格检查:体温 37℃,脉搏 126 次 /min,呼吸 44 次 /min。头面部湿疹较前无明显改变;口唇红润,咽部充血。呼吸稍促,可见轻度鼻翼扇动。心律齐,心音有力。双肺呼吸音粗糙,可闻及明显哮鸣音,未闻及湿啰音。

辅助检查:血常规:WBC 8.7×10⁹/L,N% 30.1%,L% 57.7%,EOS 5.8%,HGB 112g/L,PLT 380×10⁹/L。CRP 5mg/L。胸片:双肺纹理增多、增粗。

门诊诊断:①喘息性支气管炎;②婴儿湿疹;③牛奶蛋白过敏。

治疗方案:①氨溴特罗口服溶液,2.5ml,b.i.d.;②口服孟鲁司特钠,4mg,q.d.;③吸入用布地奈德混悬液,1ml,b.i.d.;④吸入用复方异丙托溴铵吸入溶液,1.25ml,b.i.d.。暂停用抗组胺药物及外用激素。

第三次复诊(3 天后):患儿咳嗽、喘息症状好转,面部湿疹明显改善。体格检查:头面部皮肤充血明显减少,可见少许脱皮,皮疹基本消退,无结痂、渗液(图 11-3)。面色口唇红润。呼吸平稳,双肺呼吸音粗糙,未闻及干湿啰音。

患儿湿疹之前是按照《湿疹诊疗指南(2011 年)》方案[1],结合婴儿病史予以食物回避、外用炉甘石洗剂、外用糖皮质激素,口服抗组胺药物。患儿湿疹没有得到有效控制;但这次因为喘息性支气管炎调整治疗后,湿疹反而得到了明显改善。比较前后治疗方案,最大的区别点在于给予了孟鲁司特钠口服。因此综合考虑之后,决定调整治疗方案为:口服孟鲁司特钠,4mg,q.d.,2 周。

第四次复诊(2 周后):口服孟鲁司特钠治疗 1 个月后复诊,患儿无咳嗽、喘息,面部湿疹较前进一步减少,面部基本消失,仅颞部及耳旁仍可见皮损(图 11-4)。

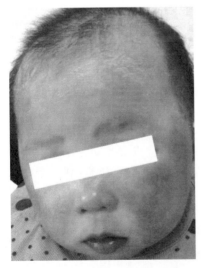

图 11-3　第三次复诊(3 天后)

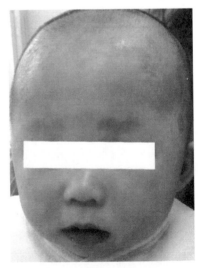

图 11-4　第四次复诊(2 周后)

第五次复诊(1个月后):口服孟鲁司特钠治疗 2 个月后复诊。患儿无特殊不适,湿疹基本消退(图 11-5)。家属于复诊 2 周前已自行将奶粉更换成为普通奶粉,更换之后未发现患儿湿疹反复,无呕吐、腹泻,目前一般情况良好。

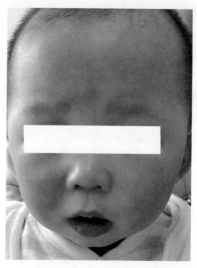

图 11-5　第五次复诊(1个月后)

第六次复诊(2个月后):口服孟鲁司特钠治疗 3 个月后复诊。患儿湿疹已痊愈,停用药物,随访至患病后 6 个月后,患儿无咳嗽、喘息,湿疹无复发,生长发育良好。

【重要提示】

1. 患儿,女,6 个月,首次就诊原因为“发现头面部皮疹 3 天,加重 1 天”。患儿门诊就诊 7 次,期间伴有喘息性支气管炎 1 次,门诊持续随访>6 个月。

2. 既往有湿疹史,曾诊断“牛奶蛋白过敏”,给予“深度水解蛋白配方奶”喂养后好转,更换为普通配方奶粉后湿疹再次反复。母亲年幼时有“喘息史”。

3. 给予食物回避,口服抗组胺药物、外用糖皮质激素治疗,湿疹未得到有效控制。因喘息性支气管炎后予以孟鲁司特钠口服后湿疹明显改善,喘息停止。

4. 其后持续给予孟鲁司特钠口服 3 个月,湿疹、喘息均未复发,奶粉已更换为普通配方奶。停药后继续随访 6 个月余,一般情况良好,生长发育正常。

【讨论】

湿疹病因复杂,与遗传和环境因素均有关,是婴儿常见的变态反应性皮肤病[2]。研究表明,婴幼儿早期出现并持续存在的湿疹与哮喘密切相关[3],湿疹和哮喘在发病机制上存在相关性。已有众多研究证实,在过敏性皮炎、慢性荨麻疹、哮喘等过敏性疾病中,白三烯都扮演着重要的角色[4,5]。Sanada[6]的研究提到,当慢性荨麻疹患者使用抗组胺药物效果不佳的时候,可以尝试使用孟鲁司特钠。

该病例患儿出生后不久即出现明显湿疹,诊断为"牛奶蛋白过敏",更换深度水解蛋白配方奶粉后湿疹好转;其后更换为普通配方奶粉后再次出现严重婴儿湿疹,按照常规湿疹诊疗方案效果不佳;后期因喘息性支气管炎予以加用孟鲁司特钠治疗后,不仅喘息症状得到有效控制,湿疹也得到明显缓解。该病例提示白三烯受体拮抗剂在湿疹患儿治疗中存在应用价值,但仍需更多临床研究进一步证实。

(温恩懿　王成举)

【评析】

湿疹是婴儿期常见的过敏性疾病,也是儿童过敏体质的主要最初表现,此后常伴随着消化系统过敏(食物过敏)及呼吸系统过敏(过敏性鼻炎和过敏性哮喘)的相继出现[1],因而湿疹和哮喘具有共同的发病基础。湿疹,尤其是早期出现并持续存在的湿疹与哮喘的发生发展密切相关,前者是婴幼儿哮喘预测因素中的高危因素之一。

该患儿有明显湿疹,更换为深度水解蛋白配方奶粉后湿疹明显好转;重新使用普通配方奶粉后再次出现严重婴儿湿疹,"牛奶蛋白过敏"诊断明确;在随后的随访观察中又出现喘息,尽管病程中有一过性发热,考虑是与感染相关的喘息,但存在哮喘的高度可能,后期仍需要密切观察,注意是否会反复发作。如有反复,并对抗哮喘治疗反应良好,应按哮喘给予规范化治疗。

除外用糖皮质激素制剂外,抗组胺药物依然是治疗湿疹的首选药物,这与湿疹发病过程中组胺是主要的炎症介质有关。但组胺并非唯一的重要炎症介质,白三烯在湿疹等过敏性疾病的发病过程中也可能起着重要的作用[7]。近年来已有文献观察到抗白三烯治疗对湿疹的治疗作用[8]。该患儿经口服抗组胺药物、外用糖皮质激素治疗,湿疹未得到有效控制,后因发生喘息而予以孟鲁司特钠口服后不但喘息停止,湿疹也明显改善[9]。提示孟鲁司特钠对湿疹也可能有很好的治疗作用。有必要开展临床对照研究进一步确认其对湿疹的防治价值。

(陈志敏)

参考文献

1. 中华医学会皮肤性病学分会免疫学组.湿疹诊疗指南(2011年).中华皮肤科杂志,2011,1(44):5-6.

2. Sohn A,Frankel A,Patel RV,et al.Eczema.Mt Sinai J Med,2011,78(5):730-739.

3. Lowe AJ,Angelica B,Su J,et al.Age at onset and persistence of eczema are related to subsequent risk of asthma and hay fever from birth to 18 years of age.Pediatr Allergy Immunol,2017,28(4):384-390.

4. Khan S,Lynch N.Efficacy of montelukast as added therapy in patients with chronic idiopathic urticaria.Inflamm Allergy Drug Targets,2012,11(3):235-243.

5. Nettis E,D'Erasmo M,Di Leo E,et al.The employment of leukotriene antagonists in cutaneous diseases belonging to allergological field.Mediators Inflamm,2010,2010:628171.

6. Sanada S,Tanaka T,Kameyoshi Y,et al.The effectiveness of montelukast for the treatment of anti-histamine-resistant chronic urticaria.Arch Dermatol Res,2005,297(3):134-138.

7. 丁斌,吴军.孟鲁司特加外用药治疗婴儿湿疹临床观察.中国中西医结合皮肤性病学杂志,2011,10(3):182-183.

8. Sanada S,Tanaka T,Kameyoshi Y,et al.The effectiveness of montelukast for the treatment of anti-histamine-resistant chronic urticaria.Arch Dermatol Res,2005,297(3):134-138.

9. 中华医学会儿科学分会呼吸学组,《中华儿科杂志》编辑委员会.儿童支气管哮喘诊断与防治指南(2016年版).中华儿科杂志,2016,54(3):167-179.

病例 12

儿童哮喘伴过敏性鼻炎

【病情介绍】

患儿，男，11岁，因"反复喘息7年余"门诊就诊。

7年前患儿(年龄3.5岁时)出现第一次喘息，当时雾化吸入治疗后好转；之后喘息反复发作，多在感冒或运动后加重，喘时伴有喉部"咝咝"声，休息后有时可缓解。5岁时于当地确诊为"哮喘"发作，经静注氨茶碱及地塞米松治疗后缓解，之后遵医嘱吸入布地奈德干粉吸入剂治疗2年，每年喘息发作约3~4次，每次发作时雾化吸入后缓解；2年后经过多次调整治疗方案，药物包括沙美特罗替卡松(50μg/100μg、50μg/250μg)、布地奈德福莫特罗(160μg/4.5μg)吸入及丙卡特罗口服等，每年仍有喘息发作2~3次，发作时口服泼尼松或当地医院雾化吸入均能缓解。发病来常伴流涕、喷嚏、鼻塞、鼻痒，无咯血、呕吐，睡眠不佳，饮食好，大、小便基本正常。为从病因根治哮喘于2013年11月10日至安徽省立医院儿科门诊咨询变应原特异性免疫疗法。

个人史: 幼时有湿疹病史，否认结核接触史。

家族史: 奶奶和父亲均有过敏性鼻炎病史。

体格检查: 血压108/66mmHg，身高158cm，体重61kg。神志清楚，精神佳，全身皮肤无出血点、皮疹，颈软，咽不红，鼻腔黏膜苍白，有水样分泌物存在，呼吸平稳，双肺呼吸音粗糙，未闻及干或湿性啰音，脉搏84次/min，心律齐，心音有力，各瓣膜区未闻及杂音。腹部软，无压痛及反跳痛，肝脾肋下未及，四肢肌力、肌张力正常，NS(−)。

实验室检查：2007 年 7 月 2 日胸片提示双肺门影增浓。2009 年 10 月 7 日肺部 CT+ 气道三维重建：未见明显异常。2009 年 10 月 12 日过敏原检测：西红柿、大米、鳕鱼均阳性。2011 年 7 月 12 日肺通气功能检查：阻塞性通气功能障碍。2013 年 10 月 27 日过敏原皮肤点刺试验：屋尘螨(++++)、粉尘螨(+++)。2013 年 10 月 28 日肺通气功能检查：FVC 86.6%，FEV_1 68.8%，PEF 79.5%，FEF_{25} 56.6%，FEF_{50} 38%，FEF_{75} 22.7%，提示阻塞性通气功能障碍。

诊断：支气管哮喘伴过敏性鼻炎。

症状评估：①哮喘症状：根据 2008 年中华医学会儿科学分会《儿童支气管哮喘诊断与防治指南》在儿童哮喘控制水平分级中指出：在任何一周内出现日间症状、夜间症状 / 憋醒、活动受限、应急缓解药的使用、肺功能（≥ 5 岁者适用）< 正常预计值或本人最佳值的 80% 这些特征中的 3 项者，或者一年内出现喘息 >3 次需使用全身激素治疗者，考虑哮喘症状未控制。根据该患儿每年发作 2~3 次，时有日间、夜间症状，活动后症状明显，肺功能 < 正常预计值或本人最佳值的 80%，哮喘控制测试问卷(asthma control test, ACT)得分 18 分，考虑该患儿哮喘症状未控制。②鼻炎分类与分度：根据中华医学会耳鼻咽喉头颈外科学分会鼻科学组、小儿分组《儿童变应性鼻炎诊断和治疗的专家共识》指出结合鼻炎症状持续时间分为间歇性过敏性鼻炎和持续性过敏性鼻炎：间歇性(症状 <4 天 / 周，或 <连续 4 周)、持续性(症状 ≥ 4 天 / 周，且 ≥连续 4 周)；结合患儿症状的严重程度，以及是否影响患儿生活质量(包括睡眠、日常生活、工作和学习)，将过敏性鼻炎分为：轻度(症状较轻，对生活质量尚未产生影响)、中重度(症状明显或严重，对生活质量产生影响)。根据该患儿病程中间断出现流涕、喷嚏、鼻塞、鼻痒，症状比较明显；视觉模拟量表(visual analogue scale, VAS)得分为 7 分，总体考虑该患儿鼻炎分类分度为持续性、中重度。因"哮喘、鼻炎"症状均较明显，未达到临床控制，变应原特异性免疫治疗过程中存在相应的风险性，决定首先给予调整药物应用以控制临床症状，症状稳定后行变应原特异性免疫治疗。

治疗方案：

1. **药物吸入**　布地奈德福莫特罗粉吸入剂 160/4.5μg，1 吸，b.i.d.。

2. **控制鼻部症状**　丙酸氟替卡松鼻喷雾剂 50μg，1 喷 / 鼻，b.i.d.（2 周后改为 q.d.）；生理性海水鼻腔清洗，3~5 喷 / 鼻，b.i.d.。

3. **加用联合控制药物**　孟鲁司特钠 5mg，口服，q.n.，体育课前加服 1 次。

4. **哮喘宣教**　避免接触过敏原，加强锻炼、减肥；定期复诊（每月 1 次），如有不适及时就诊。

疗效评估：2 周后门诊复诊：无喘息发作，无鼻塞、流涕，喷嚏、鼻痒较前亦有所减轻。

1 个月后门诊复诊:无喘息发作,体育课后咳嗽、胸闷较前改善,无流涕、鼻塞、鼻痒减轻,偶有喷嚏;ACT 得分 22 分,VAS 得分 2 分。

3 个月后门诊复诊:无喘息发作,活动后无咳嗽、胸闷,无流涕、鼻塞,偶有鼻痒、喷嚏;肺通气功能检查提示 FVC 81.7%,FEV_1 90.93%,PEF 90.2%,FEF_{25} 98.2%,FEF_{50} 91.5%,FEF_{75} 94.9%。ACT 得分 25 分,VAS 得分 1 分。

6~9 个月后门诊复诊:无喘息发作,活动后无咳嗽、胸闷,无流涕、鼻塞、鼻痒,偶有喷嚏;每 3 个月肺通气功能检查提示各指标均正常。ACT 得分 25 分,VAS 得分 1 分。

在随访至 9 个月时,哮喘、鼻炎一直得到良好控制,此时停用孟鲁司特每晚口服,体育课前仍医嘱口服 5mg 孟鲁司特,予患儿进行屋尘螨变应原提取液皮下注射变应原特异性免疫治疗以达到从病因治疗哮喘和鼻炎。现已进行脱敏治疗 3 年,未再出现喘息发作,鼻炎症状控制良好,在季节变换时偶有喷嚏现象,未影响到其学习和生活质量。

【重要提示】

1. 男性,11 岁年长儿,病程长,父亲与奶奶均有鼻炎病史。
2. **临床表现** 以反复咳喘、流涕、鼻塞、鼻痒、喷嚏为主要症状,活动后咳喘、胸闷明显,每年喘息发作 2~3 次,药物规范使用后症状控制不佳。
3. **体征** 鼻腔黏膜苍白、水样分泌物存在,双肺呼吸音粗糙,未闻及干湿性啰音。
4. **辅助检查** 胸片及肺部 CT+ 气道三维重建未见异常,肺功能检查提示阻塞性功能障碍(小气道功能指标均较低),过敏原皮肤点刺试验提示屋尘螨、粉尘螨均强阳性。

【讨论】

支气管哮喘和过敏性鼻炎发病的相关因素较多,包括遗传易感性、外界环境、接触变应原、病毒感染等,随着全球经济的快速发展,外界环境的恶化对鼻炎、哮喘发病的影响越来越大,尤其是环境中变应原的作用。在支气管哮喘控制不佳的原因中,合并结核感染、反复呼吸道感染、哮喘控制药物装置的使用技巧不当等均可引起哮喘控制不佳,尤其哮喘和鼻炎被认为是"同一气道,同一疾病",鼻炎症状的反复是导致哮喘控制不佳的最主要因素。在哮喘和鼻炎发病机制中,目前主要认为是炎性细胞和炎性介质的共同作用,在肥大细胞、嗜酸性粒细胞等炎性细胞分泌白三烯、白介素等炎性介质,其中,白三烯降低鼻黏膜防御功能、降低纤毛清除功能,活化炎症细胞因子,增加鼻道分泌物和鼻腔内阻力,进而诱发鼻炎的发作;同时,白三烯具有收缩支气管作用,其支气管收缩效力是组胺的 1 000 倍,增加气道高反应性和肺血管外渗等,进而诱发气道炎症反应导致哮喘的急性发作[1]。

目前根据 2011 年 GINA 方案[2]和 2008 年中华医学会儿科分会呼吸学组制定的《儿童支气管哮喘诊断与防治指南》中的诊断标准[3]均指出:哮喘的防治需要采取综合措施,包括避免措施、药物治疗、免疫治疗和宣传教育等,药物治疗主要用于抗炎、止痉、平喘,分为急性发作期、慢性持续期及临床缓解期的治疗,常用药物有糖皮质激素、支气管舒张剂、白三烯调节剂及氨茶碱等。肥胖哮喘儿童对吸入性激素治疗反应性明显下降,而白三烯受体拮抗剂对肥胖哮喘儿童相对更有效[4]。白三烯受体拮抗剂可同时改善哮喘与 AR 的症状,改善肺功能指标,降低气道高反应性,减少哮喘复发和恶化;与吸入激素合用是治疗哮喘合并 AR 的一种安全有效的方法,提高 ICS 的疗效;白三烯受体拮抗剂可作为上下呼吸道联合治疗的一线选择,耐受性好,副作用小,服用方便。

合并过敏性鼻炎和接触环境变应原是诱发儿童哮喘发病和发作的一个重要环节,过敏性鼻炎易受环境影响,鼻用糖皮质激素治疗儿童过敏性鼻炎虽可改善鼻部症状,但是不能根治过敏性鼻炎,需要长期间断使用,避免接触变应原是防治过敏性鼻炎症状出现及哮喘发作的首要策略[5,6]。在无法避免接触变应原情况下,变应原特异性免疫治疗(allergen specific immunotherapy,AIT)通过对变应性疾病的免疫炎症基础机制的干预,诱导机体产生免疫耐受进而改变疾病自然病程的发生发展、阻止哮喘患者呼吸道重塑加重,是目前唯一针对过敏性疾病病因且具有长期疗效和治愈效果的防治方案。

(张　雪)

【评析】

该患儿为学龄儿童,反复喘息发作已 7 年余,发作时经激素治疗或雾化吸入均能缓解,因而首先诊断哮喘。但从长期控制的角度,该患儿曾长期使用布地奈德及沙美特罗替卡松、布地奈德福莫特罗等干粉吸入剂吸入治疗,相当于哮喘 3 级或 4 级控制治疗,但仍有反复发作,哮喘控制评估为未控制,值得临床重视。不管是否已达到难治性哮喘的诊断标准,对初始治疗失败、尤其是调整治疗后仍无效的患儿鉴别诊断是必需的,可进行胸部 CT+ 三维重建排除气道畸形及变应性肉芽肿性血管炎、变应性支气管肺曲霉菌病等疾病,必要时需做支气管镜检查[7-9]。

在排除其他疾病的基础上,对吸入技术和依从性的评估同样重要。尤其是学龄儿童在家长的监视范围以外常会出现不用药或吸入技术不到位的情况。此外,共存疾病和因素直接影响哮喘的控制,如过敏性鼻炎、鼻窦炎、儿童睡眠呼吸暂停综合征、胃食管反流和肥胖[4]等。尤其是过敏性鼻炎,甚至有人提出了过敏性鼻炎 - 哮喘综合征的概念[10],二者需作为整体看待,并进行联合诊断和治疗。该患儿有典型的过敏性鼻炎症状,如流涕、喷嚏、鼻塞、鼻痒,体格检查鼻腔黏膜苍白,有水样分泌物存在,加用丙酸氟替卡松鼻喷雾剂、生理海水洗鼻、孟鲁司特钠口服后过敏性鼻炎和哮喘的症状得以控制。纵观整个治疗过程,过敏性鼻炎应该是该患儿哮喘未控制的主要原因。

因而对所有哮喘患儿均应进行鼻部症状的评估,如同时合并过敏性鼻炎应给予同时治疗。白三烯受体拮抗剂孟鲁司特钠可同时改善哮喘与过敏性鼻炎的症状;与吸入激素合用可提高治疗效果[6,9];临床耐受性好,副作用小,服用方便;是上下呼吸道联合治疗的一线选择。

针对该患儿有运动诱发性气道高反应性的表现,作者在患儿运动前加用 1 剂孟鲁司特钠,并获得了较好的临床效应。但是此疗法是否具有普适性,尚待进一步的临床研究证实。

(陈志敏)

参考文献

1. Japanese guidelines for allergic rhinitis 2017.Allergology International,2016,1-15.Journal Homepage:http://www.elsevier.com/locate/alit.

2. Global strategy for asthma management and prevention,(updated 2015):Global Initiative for Asthma(GINA)2015.guide.medlive.cn.

3. 中华医学会儿科学会呼吸学组 . 儿童支气管哮喘诊断与防治指南 . 中华儿科杂志,2008,46(10):745-753.

4. Forno E,Lescher R,Strunk R,et al.Decreased response to inhaled steroids in overweight and obse asthmatic chidren J Allergy Clin Immunol,2011,127:741-749.

5. Deborah Gentile,Ashton Bartholow,Erkka Valovirta,et al.Current and future directions in pediatric allergic rhinitis for Category CME Credit.J Allergy Clin Immunol Pract,2013,1(3):214-226.

6. 中华医学会儿科学分会呼吸学组,《中华儿科杂志》编辑委员会 . 儿童支气管哮喘诊断与防治指南(2016 年版). 中华儿科杂志,2016,54(3):167-179.

7. 陈志敏,吴磊 . 呼吸道内镜检查在儿童喘息性疾病诊断中的价值 . 中华实用儿科临床杂志,2015,30(4):247-249.

8. 丁丹,程贤高,李晓春 . 多层螺旋 CT 平扫加三维重建在反复或持续喘息患儿中的应用 . 安徽医学,2014,35(1):35-37.

9. Global strategy for asthma management and prevention,(updated 2017):Global Initiative for Asthma(GINA)2017.

10. 郭茹茹,曹兰芳,孔宪明 . 儿童过敏性鼻炎—哮喘综合征诊治进展 . 国际儿科学杂志,2014,41(2):157-160.

病例 13

支气管哮喘合并变应性支气管肺曲霉菌病

【病情介绍】

患儿,男,10岁,因"咳嗽1年余,间断发热伴喘息4个月"于2014年3月10日入院。1年余前患儿无明显诱因出现咳嗽,间断有痰,伴有鼻塞、喷嚏及流涕,无咯血,无明显喘息、憋气及呼吸困难,无明显季节性,感染后加重,多次就诊于当地医院考虑呼吸道感染,予抗感染及对症止咳药物口服咳嗽可稍好转。6个月前外院就诊,体格检查双肺可闻及喘鸣音,支气管激发试验示乙酰胆碱激发试验阳性,皮肤点刺实验提示葎草、狗毛、猫毛、霉菌、尘螨等过敏,考虑诊断支气管哮喘、过敏性鼻炎,予丙酸氟替卡松鼻喷雾剂喷鼻、布地奈德福莫特罗粉吸入剂吸入、孟鲁司特钠口服,患儿咳嗽明显减轻。4个月前起患儿间断发热,最高体温38~39℃,伴有明显喘息,咳嗽较前加重,以晨起、夜间为主,少痰,无呼吸困难,无活动受限,间断外院就诊,考虑"肺炎",予抗生素、雾化治疗,咳喘可减轻。

既往史:患儿为第1胎第1产,足月顺产,新生儿期健康。有过敏性鼻炎、鼻窦炎史,无喘息病史。否认食物及药物过敏史,否认湿疹史。母亲鼻炎史。否认家族哮喘史。

入院时体格检查:体温36.8℃,呼吸18次/min,脉搏88次/min,血压100/60mmHg,神志清楚,精神反应可,呼吸平稳,无发绀,未见鼻翼扇动及吸气性三凹征。全身浅表淋巴结未触及肿大。咽充血,双侧扁桃体无肿大。两肺呼吸音粗,可闻及散在痰鸣音及哮鸣音。心律齐,心音有力,无杂音。腹部软,肝脾肋下未触及肿大。杵状指(−)。

实验室检查: 血常规示 EOS%14.3%。CRP<8mg/L。血生化、血气分析大致正常。PPD、T-SPOT 阴性。血 IgA 2.16g/L,IgG 14.20g/L,IgM 0.989g/L,IgE 2 107.26U/ml,CD 系列大致正常。过敏原筛查示户尘螨 12.3U/ml,屋尘螨 3.6U/ml,猫毛皮屑 3.6U/ml,点青霉、分枝孢霉、烟曲霉、黑曲霉、交链孢霉 4.1U/ml,葎草、蒲公英 3.5U/ml。烟曲霉特异性 IgE 6.49kU/L(3 级)。

支气管镜检查: 右肺黏膜粗糙、肿胀,有多量白色分泌物附着,右中局部管腔扩大,深部亚支分泌物阻塞明显;左肺黏膜粗糙、肿胀,有多量白色分泌物附着。

肺泡灌洗液细菌培养: 青霉素敏感肺炎链球菌(++++),真菌培养及涂片阴性。

纤毛活检: 病变较符合支气管黏膜慢性炎症改变。

胸部高分辨 CT: 右肺中叶及左肺舌叶肺野内可见大片状及磨玻璃高密度影,部分病变内支气管充气像(图 13-1)。

汗液试验: 氯离子 32mmol/L。

基因筛查: 未见囊性纤维化及原发性纤毛运动功能障碍相关突变。

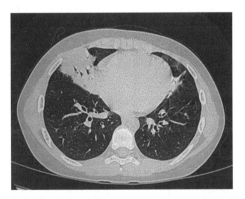

图 13-1 肺 CT 提示右肺中叶及左肺舌叶肺野内可见大片状及磨玻璃高密度影,部分病变内支气管充气像

诊断: ①变应性支气管肺曲霉菌病;②肺不张;③支气管哮喘。

治疗和转归: 入院后予沙丁胺醇吸入溶液、异丙托溴铵吸入溶液雾化平喘,布地奈德混悬液雾化抗炎,3% 高渗盐水雾化稀释痰液及体位引流,阿莫西林舒巴坦静脉滴注抗感染,孟鲁司特钠口服,确诊变应性支气管肺曲霉菌病(allergic bronchopulmonary aspergillosis,ABPA)后给予伏立康唑抗真菌,甲泼尼龙抗炎[1mg/(kg·d)静脉滴注 7 天,后泼尼松片 0.75mg/(kg·d),1 个月,后泼尼松片每月减 5mg/d 至停药];出院后予布地奈德 / 福莫特罗粉 80μg/4.5μg 吸入剂,b.i.d.,长期吸入治疗;患儿 2 个月后无明显咳痰及喘息症状,复查肺功能明显好转。

【重要提示】

1. 患儿,男,10 岁,病史 1 年余。
2. 主要表现为反复咳嗽、发热、喘息,支气管舒张剂有一定的疗效。
3. 肺部 CT 示右肺中叶及左肺舌叶肺野内可见大片状及磨玻璃高密度影。
4. 支气管镜下见黏膜粗糙、肿胀及多量分泌物,右中局部管腔扩大,深部亚支分泌物阻塞明显。
5. 血 IgE 明显升高(2 107.26U/ml),嗜酸性粒细胞明显升高,血过敏原检测提示多项吸入性过敏原致敏,烟曲霉特异性 IgE 明显升高。
6. 气道可逆试验及激发试验阳性。

【讨论】

变应性支气管肺曲霉菌病(allergic bronchopulmonary aspergillosis,ABPA)是一种变态反应性疾病,以机体对定植于支气管内的曲霉发生超敏反应为主要特征,可发生于具有完整免疫系统功能人群中。患者通常先前已经明确具有特应性体质、患有哮喘或囊性纤维化等,在接触曲霉后体内产生大量 IgE 及 IgG,出现气道炎症、黏液栓形成及支气管阻塞,进而导致支气管扩张,肺纤维化和呼吸功能受损。

本病最常见的致病属为烟曲霉(aspergillosis fumigatus),其他如白色念珠菌、弯孢霉及长蠕孢霉等也可致病。哮喘及囊性纤维化患者气道黏液分泌过多、黏膜清除功能受损导致支气管真菌孢子清除障碍。这些孢子在适合的条件下发芽,产生大量抗原蛋白,刺激机体发生 IgE 介导(1 型)及 IgG 介导(3 型)超敏反应,故而患者表现可与哮喘急性发作类似。患者支气管内产生大量黏液无法排出形成黏液栓,导致中心型支气管扩张,但在疾病早期中心性支气管扩张是可逆的,在排出黏液栓后支气管扩张可恢复至正常,故而早期发现和治疗本病可以预防疾病晚期发生的不可逆支气管扩张或肺纤维化。

本病临床症状可不典型,包括发热、咳嗽、咳痰、喘息、胸痛等,实验室检查可见血 IgE 明显升高、烟曲霉特异性 IgE 抗体升高、皮肤点刺试验曲霉强阳性,未用激素患儿可见血嗜酸性粒细胞计数明显升高。肺部影像学无特异性改变,可见黏液栓形成、支气管扩张、间质渗出（多见于上叶及中叶肺野）等。另外，近年发现某些人类白细胞抗原（human leukocyte antigen，HLA）如 HLA-DR2、HLA-DR5 阳性可能与本病发生有关。

1991 年诊断标准：①支气管哮喘；②烟曲霉抗原皮内试验速发性皮肤试验阳性；③血清总 IgE 浓度增高；④血清抗烟曲霉特异性 IgE、IgG 抗体增高；⑤中心性支气管扩张，符合上述 1~5 条则可诊断有中心性支气管扩张的 ABPA（ABPA.CB），符合 1~4 条诊断为 ABPA 血清阳性型（ABPA-S）。

我国在 2017 年发表了《变应性支气管肺曲霉病诊治专家共识》，提出了更适用于临床的诊断标准，见表 13-1。

表 13-1　变应性支气管肺曲霉病（ABPA）诊断标准

诊断标准（须具备第 1 项、第 2 项和第 3 项中的至少 2 条）
1. 相关疾病
（1）哮喘
（2）其他：支气管扩张症、慢阻肺、肺囊性纤维化等
2. 必需条件
（1）烟曲霉特异性 IgE 水平升高 *，或烟曲霉皮试速发反应阳性
（2）血清总 IgE 水平升高（>1000U/ml）*
3. 其他条件
（1）血嗜酸性粒细胞计数 >0.5×10^9 个 /L*
（2）影像学与 ABPA 一致的肺部阴影 *
（3）血清烟曲霉特异 IgG 抗体或沉淀素阳性

注：* 具体说明见正文

本病急性期治疗包括全身糖皮质激素应用、避免霉菌接触及吸入、抗曲霉菌治疗。缓解期需控制哮喘、囊性纤维化疾病发展及恶化。

（张　翔）

【评析】

本患儿有反复喘息病史，支气管舒张剂有效；气道可逆试验及激发试验阳性；过敏原检测提示多项吸入性过敏原致敏；故考虑支气管哮喘诊断成立[1]。但患儿嗜酸性粒细胞及血 IgE 显著异常，高达 2 107.26U/ml，病程后期有反复喘息病史，支气管舒张剂虽有一定的疗效，但仍有咳嗽、咳痰，尤其是支气管镜提示右侧中肺局部管腔扩大，深部亚支分泌物阻塞明显，故需高度警惕 ABPA[2-7]。

针对性进行烟曲霉菌特异性 IgE 检测明显升高,且经相应治疗后,病情明显好转,故 ABPA 诊断明确[8]。

虽然儿童 ABPA 尚不多见,但是当诊断为哮喘的患儿对哮喘控制治疗的效应不佳,且伴有外周血嗜酸性粒细胞和 IgE 异常升高者要警惕 ABPA 的可能,应及时进行烟曲霉变应原沉淀抗体和血清抗曲霉特异性 IgE、IgG 抗体的检测,以行鉴别[8]。

结合患儿有鼻窦炎病史,支气管镜提示存在支气管扩张,该患儿诊断为 ABPA 后,还需考虑是否有其他基础性疾病,如囊性纤维化等,故对其进行了汗液检测,初步证实不符合囊性纤维化,最终经基因检测证实,除外囊性纤维化,同时还对其进行了气道纤毛活检并除外了原发性纤毛运动障碍。

(刘金荣　赵顺英)

参考文献

1. 中华医学会儿科学分会呼吸学组,《中华儿科杂志》编辑委员会. 儿童支气管哮喘诊断与防治指南. 中华儿科杂志,2016,54(3):167-179.
2. 中华医学会呼吸病学分会哮喘学组. 变应性支气管肺曲霉病诊治专家共识. 中华医学杂志,2017,97(34):2650-2656.
3. Shah A,Kunal S.A review of 42 asthmatic children with allergic bronchopulmonary aspergillosis.Asia Pac Allergy,2017,7(3):148-155.
4. 陈广源,陈汉威,邓宇,等. 变应性支气管肺曲霉菌病的 HRCT 表现. 中国 CT 和 MRI 杂志,2009,7(1):32-34.
5. 张鼎,胡建,廖纪萍,等. 变应性支气管肺曲霉菌病的免疫机制与诊治. 中华临床免疫和变态反应杂志,2015,9(2):142-147.
6. Shah A,Kunal S.A review of 42 asthmatic children with allergic bronchopulmonary aspergillosis.Asia Pac Allergy,2017,7(3):148-155.
7. Knutsen AP,Slavin RG.Allergic Bronchopulmonary Aspergillosis in Asthma and Cystic Fibrosis.Clin Dev Immunol,2011,2011:843763.
8. 余辉山,李宝学,田葵,等. 变应性支气管肺曲霉菌病影像表现误诊原因与鉴别诊断. 中华放射学杂志,2011,45(6):592-594.

病例 14

白三烯与哮喘合并鼻炎的治疗

【病情介绍】

患儿,女,7岁5个月,身高127cm,体重23kg。因"反复咳嗽、喘息2个月,加重3天"2015年3月就诊于浙江大学医学院附属儿童医院。

患儿2个月前感冒后出现咳嗽、喘息,以夜间和活动后明显,曾在当地门诊诊断为"支气管炎",予以"布地奈德混悬液、溴化异丙托品吸入溶液、沙丁胺醇吸入溶液"雾化、"阿奇霉素"口服后,咳喘好转;此后2个月间患儿无明显诱因下咳喘反复发作,均在当地医院雾化治疗后好转。3天前再次出现咳嗽、喘息,不能平卧,再次就诊于当地医院,测SPO$_2$ 87%,予以鼻导管吸氧、雾化及甲泼尼龙针25mg静滴治疗后,咳喘好转,为求进一步治疗来笔者医院。

既往史:婴幼儿时湿疹史,2年前诊为"过敏性鼻炎",间歇使用鼻用激素治疗。平时运动后及接触二手烟后偶感胸闷。否认异物吸入史。

家族史:母亲花粉过敏。

入院时体格检查:体温36.8℃,呼吸38次/min,脉搏90次/min,SPO$_2$ 91%。神志清楚,咽部无充血,扁桃体无肿大,呼吸稍促,轻度三凹征,两肺呼吸音对称,呼气相延长,可闻及呼气相哮鸣音,心音有力,心律齐,未闻及病理性杂音,腹部平软,肝脾肋下未触及肿大,四肢肌张力适中,神经体格检查未见异常。

实验室检查:血常规:WBC 7.15×10^9/L,N% 42.3%,EOS% 4.3%,HGB 122g/L,PLT 278×10^9/L;CRP 3mg/L。胸片:肺纹理增粗。肺功能:肺通气功能异常,

FEV$_1$ 79%;支气管舒张试验阳性。过敏原:屋尘螨 / 粉尘螨 6.6kU/L,柳树 / 杨树 / 榆树 0.47kU/L,总 IgE 694U/ml。

入院诊断:①支气管哮喘;②过敏性鼻炎。

治疗和转归:①甲泼尼龙针 25mg,q.d.,静滴 1 天,鼻导管吸氧 1L/min,1 天,次日 SPO$_2$ 97%,予停吸氧;②雾化平喘:布地奈德混悬液、异丙托溴铵吸入溶液、沙丁胺醇吸入溶液雾化,b.i.d.,3 天。3 天后出院随访。出院带药:沙美特罗替卡松粉吸入剂吸入(50μg/100μg),1 吸,b.i.d.;氯雷他定片 5mg,q.d.;避免接触二手烟及过敏原。

2 周后复诊,患儿咳嗽减少,偶有胸闷症状,喷嚏、流涕持续存在,无气促喘息。肺部听诊未闻及哮鸣音。肺功能示小气道功能低下,支气管舒张试验阴性。查尿白三烯 E$_4$(U-LTE$_4$)/ 尿肌酐:312.3pg/mg(正常对照儿童 14.5 ± 5.7pg/mg)。考虑合并过敏性鼻炎,因尿白三烯 E$_4$ 水平明显升高,故在原有治疗上加用孟鲁司特钠咀嚼片 5mg,q.d.,口服。

4 周后复诊,咳嗽消失,无胸闷、喘息,无喷嚏、流涕。体格检查:肺部听诊正常。肺功能检查示:正常,U-LTE$_4$/ 尿肌酐 135.4pg/mg。治疗不变。8 周后复诊,无症状,体检未见异常,U-LTE$_4$/ 尿肌酐 106.4pg/mg,予停用氯雷他定,余治疗不变。

【重要提示】

1. 患儿,女,7 岁 5 个月,病程 2 个月余。
2. 主要表现为反复咳喘,有湿疹史及过敏性鼻炎,母亲花粉过敏。
3. 肺通气功能异常,支气管舒张试验阳性,过敏原:屋尘螨 / 粉尘满阳性,总 IgE 升高明显。
4. 尿白三烯 E4 水平检测较正常儿童明显升高。
5. 加用孟鲁司特钠后症状明显改善。

【讨论】

该患儿诊断支气管哮喘、过敏性鼻炎明确,经沙美特罗替卡松粉吸入剂、氯雷他定治疗后 2 周仍有胸闷、流涕、喷嚏症状,需考虑以下原因:①依从性是否良好? 吸入方式是否正确? ②有无持续的过敏原暴露? ③并存或伴随疾病是否及时治疗? ④是否需要升级治疗? 经评估,该患儿伴发过敏性鼻炎,且尿白三烯浓度高,考虑控制不佳与上述因素有关。

过敏性鼻炎是支气管哮喘的发病危险因素,2016 年变应性鼻炎及其对哮喘的影响(allergic rhinitis and its impact on asthma,ARIA)指南指出 15%~38% 的哮喘患儿合并过敏性鼻炎,因此治疗哮喘的同时必须兼治过敏性鼻炎,不然往往疗效欠佳。ARIA 指出孟鲁司特钠对大于 6 岁儿童过敏性鼻炎合并哮喘治疗有效[1]。儿童过敏性鼻炎诊断和治疗的专家共识提到:抗白三烯药物是中重度过敏性鼻炎治疗的重要药物,特别适用于伴有下呼吸道症状的患儿(如同时合并气道高反应性、支气管哮喘等),常与鼻喷或吸入性糖皮质激素联合使用[2]。国际儿童哮喘诊治共识(international consensus on pediatric asthma,ICON)也表明:白三烯受体拮抗剂(LTRA)可以改善各年龄段患者的临床症状、肺功能水平以及减少急性发作次数(证据 A)。PRACTALL 中建议,LTRA 可能特别适用于哮喘合并过敏性鼻炎的患者[3]。

众所周知,白三烯在哮喘气道炎症中的作用有:可以引起嗜酸性粒细胞聚集、血管通透性增加、水肿、支气管痉挛以及黏液分泌增加[4]。白三烯(LT)是炎症细胞内花生四烯酸经由 5- 脂氧合酶途径产生的代谢产物。半胱氨酰白三烯在体内迅速合成并释放,主要通过胆汁以及尿液被清除,LTE_4 是尿中白三烯的一种代谢产物,并且尿 LTE_4($U\text{-}LTE_4$)以体内半胱氨酰白三烯的 4%~7% 的相对恒定比例排泄,因此可以通过检测 $U\text{-}LTE_4$ 的水平代表评估体内白三烯水平[5]。研究表明多数哮喘患儿 $U\text{-}LTE_4$ 升高,且与严重程度分级线性正相关[6]。孟鲁司特钠可以有效缓解高 $U\text{-}LTE_4$ 哮喘患者症状[7],而 ICS 治疗难以有效抑制哮喘儿童的白三烯水平[8]。

因此,在此病例患儿的治疗方案中加用了孟鲁司特钠的治疗后,症状明显得以改善。GINA 指南中提到哮喘是一种异质性疾病,提倡个体化治疗,综上所述,对于哮喘患儿中 $U\text{-}LTE_4$ 明显升高者或合并过敏性鼻炎者可选择 ICS+LTRA 甚至单用 LTRA 的治疗。

(李雪静)

【评析】

哮喘是由多种炎症细胞及细胞组分参与的慢性气道疾病,是以发作性喘息、气急、胸闷或咳嗽为临床症状的异质性疾病。评估哮喘与上气道炎症性疾病的关系是哮喘患者的重要评估内容之一[9]。

哮喘与鼻炎关系密切,有 60%~78% 的哮喘患者合并过敏性鼻炎(allergic rhinitis,AR),是健康人群的 5~7 倍[10],而 40% 的 AR 患者可合并哮喘[11]。上下气道炎性反应具有相似性并相互影响,被形容为"同一气道,同一疾病"。但哮喘患者中 AR 的诊断和治疗未得到临床医师足够的重视。呼吸科医师应重点关注以下几点:①确立哮喘诊断时,必须问诊患者上气道症状情况;②对合并上气道症状的患者应予相应的评估,必要时做耳鼻咽喉科专科检查;③对无明显上气道疾病的患者,当哮喘规范治疗控制不佳时,应常规了解有无合并上气道炎症指标异常,必要时应同时给予治疗[9]。

对于哮喘合并 AR 的患者,治疗时应遵从哮喘和 AR 各自的药物治疗原则,其中 LTRA 是可选择的上下气道共同干预方案之一。LTRA 是 ICS 之外唯一可单独应用的长期控制哮喘药物,可作为轻度哮喘的替代治疗药物和中重度哮喘的联合用药[12]。同时,LTRA 也已被指南推荐为 AR 的一线治疗药物[13]。LTRA 能选择性地与半胱氨酸白三烯 CysLT1 受体结合,通过竞争性阻断半胱氨酰白三烯的生物学作用而发挥治疗效应。其对鼻塞症状的改善作用优于第二代口服抗组胺药,而且能有效缓解喷嚏和流涕症状,临床可用于 AR伴或不伴哮喘的治疗。

该例患儿,哮喘诊断明确,但尿 LTE_4 水平很高。初期控制不理想是由于伴发 AR,还是单纯白三烯水平过高所致? 或是两者兼而有之? 尚值得商榷。

(张海邻)

参考文献

1. Bousquet J,Khaltaev N,Cruz AA,et al.Allergic Rhinitis and its Impact on Asthma(ARIA) 2008 update(in collaboration with the World Health Organization,GA(2)LEN and AllerGen).Allergy,2008,63(Suppl 86):8-160.

2.《中华耳鼻咽喉头颈外科杂志》编辑委员会鼻科组,中华医学会耳鼻咽喉头颈外科学分会鼻科学组、小儿学组,《中华儿科杂志》编辑委员会. 儿童变应性鼻炎诊断和治疗的专家共识(2010 年,重庆). 中华儿科杂志,2011,49(2):116-117.

3. Papadopoulos NG,Arakawa H,Carlsen KH,et al.International consensus on(ICON)pediatric asthma.Allergy,2012,67(8):976-997.

4. Taylor IK.Cysteinyl leukotrienes in asthma:current state of therapeutic evaluation.Thorax, 1995,50(9):1005–1010.

5. Claesson HE,Dahlen SE.　Asthma and leukotrienes:antileukotrienes as novel anti-asthmatic drugs.J Intern Med,1999,245(3):205-227.

6. Abd El-Motaleb GS,Abou Amer AA,Elawa GM,et al.Study of urinary leukotriene E4 levels in children with acute asthma.Int J Gen Med,2014,7:131-135.

7. Cai C,Yang J,Hu S,et al.Relationship between urinary cysteinyl leukotriene E4 levels and clinical response to antileukotriene treatment in patients with asthma.Lung,2007,185(2): 105-112.

8. Keskin O,Balaban S,Keskin M,et al.Relationship between exhaled leukotriene and 8-isoprostane levels and asthma severity,asthma control level,and asthma control test score. Allergol Immunopathol(Madr),2014,42(3):191-197.

9. 中华医学会呼吸病学分会哮喘学组. 上 - 下气道慢性炎症性疾病联合诊疗与管理专家共识. 中华医学杂志,2017,97(26):2001-2022.

10. Global Strategy for asthma management and prevention,Global Initiative for Asthma

（GINA）.Updated 2016［S/OL］.(2016-04-27).［2017-04-10］.http://www.ginasthma.org.

11. Wheatley LM, Togias A.Clinical practice.Allergic rhinitis.N Engl J Med, 2015, 372(5):456-463.

12. 中华医学会儿科学分会呼吸学组,《中华儿科杂志》编辑委员会. 儿童支气管哮喘诊断与防治指南(2016 年版). 中华儿科杂志, 2016, 54(3):167-181.

13.《中华耳鼻咽喉头颈外科杂志》编辑委员会鼻科组,中华医学会耳鼻咽喉头颈外科学分会鼻科学组. 变应性鼻炎诊断和治疗指南(2015 年,天津). 中华耳鼻咽喉头颈外科杂志, 2016, 51(1):6-24.

病例 15

咳嗽变异性哮喘合并上气道
咳嗽综合征

【病情介绍】

患儿,男,5岁,因"反复咳嗽1年"于2013年5月13日就诊于上海市徐汇区中心医院儿科。

患儿于1年前呼吸道感染后出现咳嗽,多为阵发性连声咳,时为刺激性干咳,有时喉间可闻及呼噜痰声,咳出白色泡沫样痰;咳嗽以晚间及晨起为主,晨起为甚,咳剧时伴有恶心呕吐,易在剧烈运动、遇冷空气或呼吸道感染后诱发咳嗽加剧。

患儿在外院先后多次予以头孢、阿奇霉素等抗生素口服,咳嗽无好转。予以盐酸丙卡特罗片等支气管舒张剂口服,咳嗽有时立即明显好转,有时无明显效果。后外院拟诊为"咳嗽变异性哮喘",予以吸入用布地奈德混悬液+复方异丙托溴铵吸入溶液吸入 q.d.,用药1个月余,孟鲁司特钠间断口服治疗,患儿咳嗽时好时坏,仍有反复。为求进一步诊治,来到笔者医院就诊。

病程中否认长期低热、盗汗、乏力,无明显气急气喘,无端坐呼吸。无突发性刺激性呛咳,无突发性面色青紫,无反酸嗳气,无进食后咳嗽加剧。

追问病史,患儿除有反复咳嗽症状外,自幼晚间有打鼾明显,夜眠不安,且晚间时有短暂憋气,无面色青紫,晨起常有喷嚏、清涕、鼻塞,平素喜挖鼻,清咽。当鼻部症状明显时,咳嗽症状尤其严重。而无鼻部症状时,口服美普清后咳嗽立即明显好转。

既往史中患儿幼时湿疹明显;2岁时曾有反复的荨麻疹,皮肤科医师诊断为特应性皮炎,经 2~3 周的西替利嗪口服后好转;曾口服布洛芬混悬液过敏,口服后出现全身荨麻疹。家族史:父亲有过敏性鼻炎、过敏性皮炎;母亲有慢性咳嗽病史,尤其季节交替时易发。

入院时体格检查:体温 36.8 ℃,呼吸 25 次 /min,脉搏 102 次 /min,体重 19kg,神志清楚,精神反应好,口周无绀,鼻腔可见水样分泌物,鼻黏膜苍白水肿,鼻窦区无压痛,咽不红,双侧扁桃体不大,咽后壁滤泡明显增生,见黏液样分泌物附着。双肺呼吸音略粗,无干湿啰音,未及呼气相延长,心脏腹部无异常,神经系统(−),皮疹(−)。

实验室检查:血常规:WBC 5.9×10^9/L,N 48%,L 46,M 3%,EOS 1.9%,CRP 5mg/ml。2 次血 MP-IgM 阴性。72 小时 PPD 试验(+)。五官科鼻咽镜检查提示鼻咽增殖体中重度肥厚。占鼻咽腔宽度约 3/4。建议手术。胸片无异常。肺功能:肺通气功能正常。总 IgE>200U/ml,血清过敏原检测:户尘螨 >100U/ml,猫毛皮屑 2.15U/ml,狗毛皮屑 1.49U/ml,鸡蛋白 0.4U/ml,牛奶 0.78U/ml,牛肉 0.36U/ml,屋尘 1.19U/ml,余均在正常范围。

诊断:

1. **咳嗽变异性哮喘(CVA)** 患儿持续咳嗽 >4 周,夜间及剧烈运动或遇冷空气后加剧;抗感染治疗无效;支气管舒张剂诊断性治疗有效;肺通气功能正常;个人及父母特应性疾病史,血清变应原检测阳性。

2. **上气道咳嗽综合征(UACS)** 患儿持续咳嗽 >4 周,咳嗽以晨起时为甚,伴有鼻塞、流涕等鼻部症状及夜眠不安;咽后壁滤泡明显增生,见黏液样分泌物附着;鼻咽镜检查提示鼻咽增殖体中重度肥大。根据 ARIA 指南,依据鼻炎症状的持续时间和严重程度(持续性:症状表现 >4d/ 周,且连续 >4 周),症状严重程度(中重度:症状明显,对学习、文体生活和睡眠造成影响)。加上血清过敏原检测阳性结果,存在持续性中重度过敏性鼻炎及增殖体肥大。

治疗和转归:治疗上针对咳嗽变异型哮喘,我们选择第 2 级治疗中的白三烯调节剂来治疗 CVA。针对上气道咳嗽综合征,选择鼻用激素 + 白三烯受体拮抗剂治疗。

所以我们予以糠酸莫米松鼻喷剂 100μg b.i.d.+ 氯雷他定 5mg q.d.+ 孟鲁司特钠 4mg q.n.,外加生理盐水洗鼻,1 个月后患儿打鼾、憋气消失,咳嗽及鼻炎症状明显好转。

2 周后家属自行停药,患儿病情出现反复。后遵医嘱,每 1~3 个月进行评估,症状基本消失,逐渐减量,继续用孟鲁司特钠 4mg 的同时,糠酸莫米松鼻喷剂逐渐减量至最小剂量维持。当无症状、病情稳定时,继续用孟鲁司特钠,停糠酸莫米松鼻喷剂。2 周后,患儿鼻部症状及咳嗽又起。再对患儿病情进行重新评估,重新调整用药,症状消失,逐渐减量,当病情稳定后,试着停孟鲁司特钠。2周后患儿鼻炎症状又起,咳嗽相当剧烈。再重新评估,调整用药,加上孟鲁司特钠,患儿病情逐渐恢复稳定。

【重要提示】

1. 患儿咳嗽时间长(>4周);夜间频发,剧烈运动或遇冷空气后加剧。

2. 抗感染治疗无效;支气管舒张剂诊断性治疗有效。

3. 个人及父母有特应性疾病史;过敏原检测阳性。

4. 有鼻炎症状及体征;鼻咽镜显示增殖体肥大。

5. 经白三烯受体拮抗剂和鼻喷激素治疗病情得到控制。

【讨论】

小儿慢性咳嗽比较常见,由于咳嗽仅仅是一种症状,其病因很多,及时准确的诊治很重要[1]。本病例考虑为 CVA 和 UACS,予以糠酸莫米松鼻喷剂和孟鲁司特钠后病情好转。研究发现:气道炎症反应有双通道作用:半胱氨酰白三烯作用通道和对糖皮质激素敏感的介质作用通道。白三烯调节剂联合糖皮质激素,双通道全面抗炎,提供更全面、更好的炎症控制。过敏性鼻炎和哮喘有共同的病理生理过程,炎症过程相似且都发生在黏膜,而白三烯受体拮抗剂可同时控制哮喘和过敏性鼻炎。最新的 GINA 指南也指出[2]:部分轻度哮喘患者,与低剂量 ICS 相比较,白三烯受体拮抗剂是较好的治疗选择,尤其是合并过敏性鼻炎的患者。该患儿存在 UACS+CVA,我们采取"同一气道,同一疾病,同一策略",予以糠酸莫米松鼻喷剂和孟鲁司特钠,联合治疗,控制病情。

本病例可以在随访过程中做支气管激发试验、气道相关炎症检测等相关检查,必要时可复查鼻咽镜检查以指导用药。有条件的话可以检测尿液、痰液中的白三烯水平。如果患儿病情仍有反复,药物控制不理想,可以考虑加用尘螨特异性免疫治疗[3]。

总之,儿童慢性咳嗽病因复杂[4],需全面分析;同一气道,同一疾病,同一策略;双通道全面抗炎优于单一 ICS;最后,做好患儿家属的教育、管理工作至关重要。

(黄赟)

【评析】

慢性咳嗽是儿童时期较为常见的呼吸道问题[1],亦是儿科医师诊治中比较棘手的问题。该患儿为 5 岁男孩,具有较为典型的 CVA 临床特征:①反复咳嗽 1 年,具有夜间咳、清晨咳和运动咳的"三咳征",经过较长时间抗菌药物治疗无效。②用支气管舒张剂盐酸丙卡特罗片治疗咳嗽症状可缓解。③肺通气功能正常。④既往有特应性皮炎、荨麻疹史,父母有过敏性鼻炎等过敏性疾病;过敏原检测阳性。⑤除外了该年龄段儿童其他易引起慢咳的原因,如慢性结核感染、支气管异物等[2],故诊断 CVA 应该没有问题,但该患儿为什么按 CVA 治疗后咳嗽仍时好时坏,反反复复呢?

指南指出,当哮喘控制不理想时应注意检查患儿吸药技术、遵循用药方案的情况、变应原回避和其他触发因素等情况;还应该考虑是否诊断有误,是否存在鼻窦炎、过敏性鼻炎、阻塞性睡眠呼吸障碍、胃食管反流和肥胖等导致哮喘控制不佳的共存病[2]。因此详细询问病史在慢咳诊断中不容忽视,通过进一步追问病史,笔者发现患儿有明显的睡时打鼾现象,而且晨起常有喷嚏、清涕、鼻塞、清咽症状,进一步检查证实存过敏性鼻炎、增殖体肥大、慢性咽炎,诊断 UACS 成立,这也是多数 CVA 和哮喘患儿症状控制不理想的常见原因。一旦确诊,治疗问题也就迎刃而解。

但在治疗中应注意:①CVA 具有典型哮喘相同的发病机制和病理改变[5],需按哮喘治疗原则行长期规范化治疗,选用 ICS 或口服白三烯受体拮抗剂,或两者联合治疗,疗程不少于 8 周。本例患儿首选 ICS 可能更合适,患儿的随访治疗过程也提示我们坚持长期规范化治疗的重要性。②根据"同一气道,同一疾病,同一策略"的治疗理念,应上下气道同时治疗,白三烯受体拮抗剂可同时控制哮喘和过敏性鼻炎[6]。③近些年来的研究发现白三烯受体拮抗剂孟鲁司特钠可有效治疗轻中度 OSAS,但远期疗效尚需进一步开展临床相关研究。因此,本例患儿应用白三烯受体拮抗剂孟鲁司特钠可谓一箭三雕,用得好!

(蔡栩栩)

参考文献

1. 中华医学会儿科学分会呼吸学组,《中华儿科杂志》编辑委员会. 儿童慢性咳嗽诊断与治疗指南(2013 年修订). 中华儿科杂志,2014,52(3):184-188.

2. 中华医学会儿科学分会呼吸学组,《中华儿科杂志》编辑委员会. 儿童支气管哮喘诊断与防治指南(2016 年版). 中华儿科杂志,2016,54(3):167-181.

3. Klimek L, Chaker AM, Mösges R.Costs of allergic diseases and saving potential by allergen-specific immunotherapy:A personal assessment.HNO,2017,65(10):801-810.

4. 董晓艳,钟南,陆权. miRNA 与 Toll 样受体在哮喘发病机制中关联研究进展. 中国实用儿科杂志,2013,28(9):715-718.

5. Weinberger M, Fischer A.Differential diagnosis of chronic cough in children.Allergy Asthma Proc,2014,35(2):95-103.

6. 中华医学会儿科学分会呼吸学组. 白三烯受体拮抗剂在儿童常见呼吸系统疾病临床应用的专家共识. 中华实用儿科杂志,2016,31(13):973-977.

病例 16

支气管哮喘合并过敏性鼻炎

【病情介绍】

患儿,男,4 岁 5 个月,因"咳嗽 5 天,加重伴气喘 2 天"收住入院。患儿 5 天前无明显诱因下出现咳嗽,初不剧,1~2 声 / 次,干咳为主。2 天前咳嗽加重,阵发性连声咳,10 余声 / 次,咳末面色胀红,咳时有痰,偶能咳出黄色黏痰,伴气喘,以夜间及活动后明显,无发热等。病初至当地医院就诊,诊断不详,予口服药物治疗 3 天(具体不详),症状无明显好转。1 天前至浙江大学医学院附属儿童医院门诊就诊,诊断为"急性支气管炎,支气管哮喘"。予头孢呋辛针 1.5g、甲泼尼龙针 30mg 静滴,布地奈德混悬液、异丙托溴铵吸入溶液、沙丁胺醇吸入溶液氧气雾化等治疗后,患儿咳嗽、气喘较前略好转,为进一步治疗收住入院。

既往史:患儿为第 1 胎第 1 产,足月顺产,出生体重 3.35kg。生长发育与同龄儿相仿。有湿疹史。患儿既往喘息 3 次(3 岁余开始),不规则应用"丙酸氟替卡松气雾吸入剂"或者"孟鲁司特钠"。患儿 6 个月来每天打喷嚏,流大量清水样涕,揉鼻子,自诉鼻痒、鼻塞,夜间影响睡眠,未用药。母亲有"支气管哮喘""过敏性鼻炎"史。

入院时体格检查:体温 36.3℃,脉搏 136 次 /min,呼吸 28 次 /min,血压 112/75mmHg,SpO$_2$ 96%,体重 15kg。神志清楚,精神可,口周无发绀,鼻咽部检查可见鼻黏膜苍白,呼吸尚平稳,双肺呼吸音粗,可闻及痰鸣音及哮鸣音,心律齐,无杂音,腹软,肝脾肋下未触及肿大,神经系统检查正常,全身未见明显皮疹,未见杵状指。

　　辅助检查：血常规：WBC 16.32×10^9/L，N 81.7%，EOS 0.5%，Hb 123g/L，PLT 183×10^9/L。C 反应蛋白 10mg/L。过敏原检测＋免疫球蛋白：总 IgE 1 520.0U/ml，尘螨组合 34.00kU/L，鸡蛋白 0.47kU/L，猫毛 0.47kU/L。血生化：正常。痰培养、痰 MP+CP+CT-DNA、血 MP+CP 抗体、痰呼吸道病毒免疫荧光染色均阴性。胸片示支气管炎征象。

　　诊断：①急性支气管炎；②支气管哮喘；③过敏性鼻炎。

　　治疗和转归：入院后继续予头孢呋辛针静滴抗感染；甲泼尼龙针 20mg，q.12h.，静滴平喘 2 天；布地奈德混悬液＋异丙托溴铵吸入溶液＋硫酸特布他林雾化液 q.8h.，2 天后改为 b.i.d. 雾化吸入；氯雷他定 5ml，q.n.，口服；糠酸莫米松鼻喷剂 1 揿，q.d.，喷鼻。入院 2 天咳嗽、气喘以及鼻部症状都明显好转，4天出院。出院带药：丙酸氟替卡松气雾吸入剂 1 揿 b.i.d.、沙丁胺醇吸入气雾剂 2 揿 p.r.n.，配合储雾罐用；氯雷他定片、糠酸莫米松鼻喷雾剂继续应用。

　　出院 2 周随访，患儿以上药物均规律应用，期间无喘息，咳嗽共 10 余天完全缓解，鼻部症状有所改善，从原来的每天有症状，到目前每周 4~5 天有症状，仍然影响睡眠。处理：停氯雷他定，继续应用丙酸氟替卡松气雾吸入剂和糠酸莫米松鼻喷剂。

　　出院 3 个月随访，家长认为鼻喷激素与吸入糖皮质激素共用副作用大，故自行停用丙酸氟替卡松，仍规律应用糠酸莫米松。患儿晚上有时咳嗽，>每周 1 次，10 多天前喘息 1 次，用过万托林后喘息缓解；鼻部症状改善到每周 2~3 天有症状，但仍然影响睡眠。处理：停丙酸氟替卡松气雾吸入剂，改为白三烯受体拮抗剂（LTRA）（孟鲁司特钠），并继续用糠酸莫米松。

　　出院 6 个月随访，无喘息，鼻部症状进一步改善，不影响睡眠。处理：停糠酸莫米松，继续用孟鲁司特钠。

【重要提示】

　　1. 患儿，男，4 岁 5 个月，此次病程 5 天，主要表现为咳嗽、喘息。

　　2. 患儿已有反复喘息史 1 年，此次为 1 年来的第 4 次喘息。患儿尚有打喷嚏、大量清水样涕、鼻痒、鼻塞等鼻部症状，持续 6 个月。

　　3. 既往有湿疹史，母亲有"支气管哮喘""过敏性鼻炎"史。

　　4. 患儿外周血嗜酸性粒细胞比例正常，总 IgE 增高，对尘螨、鸡蛋白、猫毛等致敏原过敏。

　　5. 胸片示支气管炎征象。

【讨论】

关于 5 岁及以下儿童哮喘的诊断,由于往往缺乏肺功能这个客观指标,所以还是主要基于临床特点。2014 年全球哮喘防治策略(GINA)[1]在 5 岁及以下儿童哮喘诊断中提出了,抗哮喘药物治疗效应性的评估在 5 岁及以下儿童哮喘诊断中的重要性上呼吸道感染时咳嗽、喘息、呼吸粗,持续 10 天以上;每年 3 次以上,或严重发作,和 / 或夜间症状;发作间期,活动或大笑后有咳嗽、喘息、呼吸粗;有特应性体质或家族内哮喘史提示为哮喘的可能性大。而上呼吸道感染时咳嗽、喘息、呼吸粗,持续 <10 天,每年 2~3 次发作,发作间期无症状,无特应性体质或家族内哮喘史则提示病毒诱发的喘息可能性大。此例患儿更符合前者,故提示哮喘诊断可能性大。哮喘的诊断需要与许多疾病相鉴别,包括呼吸道感染、胃食管反流、气道异物、气管软化等,最重要的鉴别点是抗哮喘治疗的反应性。此患儿末次喘息应用沙丁胺醇吸入溶液吸入治疗后缓解,说明抗哮喘治疗反应性好。

病例特点:在 3 个月随访这个节点,症状有所加重,我们根据 GINA 哮喘控制评估表进行评估:在过去 4 周内,患儿存在夜间症状,因此表明哮喘得到了部分控制。诊断哮喘的患儿中,低剂量 ICS 控制不佳的大部分患儿应采用第 3 级治疗强度[1],所以也就提示我们可以考虑从目前的 2 级治疗进行升级。在每例升级治疗之前,我们都要检查诊断、吸入技巧、依从性和环境暴露问题。这个患儿诊断是明确的;但依从性差,家长自行停药 1 个月。根据哮喘指南推荐的阶梯治疗方案,如果在第 2 级治疗并没有充分进行的情况下升级到第 3 级治疗,可能是过度治疗;另一方面,即使升级治疗了,仍然会遇到依从性这个问题。所以我们考虑仍然在第 2 级治疗强度内寻求解决方案。2 级治疗的其他方案包括 LTRA 与间歇应用高剂量 ICS。另外,该患儿与他的母亲一样,同时患有哮喘和过敏性鼻炎。根据中国 2010 年《儿童变应性鼻炎诊断和治疗指南》[2]的分类和病情分度,其鼻炎经过 3 个月的治疗,症状频度已经有所改善,由症状持续转变为间歇性症状,但是仍然影响睡眠,属中重度过敏性鼻炎。

综上,此患儿有两个问题,即需要进行控制治疗的支气管哮喘和未得到良好控制的中重度过敏性鼻炎。个体化治疗一定是基于患儿病例特点的。前面我们已经提到 2014 年 GINA[1]在哮喘的第 2 级治疗中优选 ICS,也可以选择 LTRA。2010 年 ARIA[3]提出:在合并过敏性鼻炎和哮喘的儿童家长不愿意使用 ICS 的,推荐口服 LTRA 来治疗哮喘。另外,鼻炎也需要进行分级治疗,该患儿的鼻炎已影响到睡眠,应该进行第 3 级治疗,也就是联合应用鼻用激素与以下药物:鼻喷抗组胺药、口服抗组胺药、口服 LTRA[4]。由于哮喘与过敏性鼻炎拥有共同的炎症细胞和共同的炎症介质。其中白三烯是非常重要的一种炎症介质,它共同存在于上下气道,引起嗜酸性细胞聚集、气道壁肿胀、黏液分泌增加和支气管收缩。所以它的受体拮抗剂可以同时改善上下气道的症状。故在 3 个月随访时改为孟鲁司特钠与糠酸莫米松鼻喷剂联用,对哮喘进行第 2 级治疗,对过敏性鼻炎进行第 3 级治疗。鼻部与肺部症状均改善之后停糠酸莫米松鼻喷剂,单用孟鲁司特钠同时对哮喘和过敏性鼻炎进行第 2 级治疗。

(徐 丹)

【评析】

过敏性鼻炎是儿童哮喘患儿中最常见的共存疾病之一,我国第三次城区儿童哮喘流行病学的调查结果显示,0~14 岁儿童哮喘中有约 2/3 的患儿同时患有过敏性鼻炎[5]。虽然治疗过敏性鼻炎并不能从根本上改变哮喘的疾病预后[6],但是鼻炎症状控制不佳却可以影响到哮喘症状的控制。因此,指南建议在诊治儿童哮喘的过程中要注意上呼吸道的过敏症状,如存在过敏性鼻炎,应同时进行干预。初始治疗时,分别根据哮喘和鼻炎的严重度选用适用的药物。局部使用的糖皮质激素是过敏性鼻炎和哮喘治疗中推荐的最强的抗炎药物,上下气道同时使用时,要考虑到药物剂量叠加可能带来的负面效应,症状控制后应及时调整药物的种类和药物剂量,尽可能减少局部激素的使用量。

白三烯受体拮抗剂可有效抑制半胱氨酰白三烯,改善上下气道的炎症,既是儿童哮喘控制治疗的一线药物,也是过敏性鼻炎治疗的一线控制药物[7]。该药单药治疗方案适用于轻度儿童哮喘的控制治疗,临床疗效确切。也可以与 ICS 联合应用于中度以上儿童哮喘的治疗,更适用于同时患有过敏性鼻炎及其他共存变应性疾病的患儿。在控制治疗的降级过程中,联合使用白三烯受体拮抗剂可有利于减少 ICS 的使用强度和缩短 ICS 控制治疗的疗程[6]。

从该病例的诊治过程中可以看出,哮喘儿童长期控制治疗的依从性问题是一个不容小觑的问题。儿童哮喘和过敏性鼻炎的控制治疗是历时相对较长的过程,患儿及其家长对控制治疗的依从性是保证有效治疗的基础。研究表明,患者对哮喘控制治疗的依从性如能够达到 80% 以上,可以明显提高临床哮喘的控制率[8]。药物治疗的疗程、给药方式、给药频度、患儿 / 家长对药物治疗重要性的认知等与依从性密切相关。要提高哮喘患儿用药的依从性,首先要让患儿 / 家长充分了解所用控制药物的特性、必要性及正确的使用方法。在具体实践中选择适于患儿年龄的给药途径,尽可能减少给药频次等措施都能有效提高儿童用药的依从性。

(邓 力)

参考文献

1. The Global Strategy for Asthma Management and Prevention, Global Initiative for Asthma (GINA)2014, Available from: http://www.ginasthma.org/.

2. 中华耳鼻咽喉头颈外科杂志编辑委员会鼻科组, 中华医学会耳鼻咽喉头颈外科学分会鼻科学组、小儿学组, 中华儿科杂志编辑委员会. 儿童变应性鼻炎诊断和治疗指南(2010年, 重庆). 中华耳鼻咽喉头颈外科杂志, 2011, 46(1): 7-8.

3. Brozek JL, Bousquet J, Baena-Cagnani CE, et al. Allergic Rhinitis and its Impact on Asthma (ARIA)guidelines: 2010 revision. J Allergy Clin Immunol, 2010, 126(3): 466-476.

4. Papadopoulos NG, Bernstein JA, Demoly P, et al. Phenotypes and endotypes of rhinitis and their impact on management: a PRACTALL report. Allergy, 2015, 70(5): 474-494.

5. 全国儿科哮喘协作组. 第三次全国城市儿童哮喘流行病学调查. 中华儿科杂志, 2013, 51(10): 729-735.

6. The Global Strategy for Asthma Management and Prevention, Global Initiative for Asthma (GINA)2017, Available from: http://www.ginasthma.org/.

7. 《中华耳鼻咽喉头颈外科杂志》编辑委员会鼻科组, 中华医学会耳鼻咽喉头颈外科学分会鼻科学组. 变应性鼻炎诊断和治疗指南(2015年, 天津). 中华耳鼻咽喉头颈外科杂志, 2016, 51(1): 6-24.

8. Klok T, Kaptein AA, Duiverman EJ, et al. It's the adherence, stupid (that determines asthma control in preschool children)! Eur Respir J, 2014, 43(3): 783-791.

病例 17

以哮喘为首发症状的嗜酸性粒细胞增多综合征

【病情介绍】

患儿,男,8岁,因"咳嗽、喘息1个月"于2015年7月16日入住吉林大学第一医院小儿呼吸科。

患儿1个月前在"感冒"后出现咳嗽、喘息,在当地医院间断抗感染治疗病情无好转,遂就诊于笔者医院门诊。

患儿自入院前1年始多次于急性呼吸道感染后出现喘息,给予抗感染、平喘等治疗后症状得到一定控制,但仍时有发作。此外,患儿在出生后即存在毛发稀疏,1岁时头发、眉毛逐渐掉光,就诊于北京协和医院诊断为"外胚层发育不良";患儿3岁时,于"上呼吸道感染"后出现红色丘疹,表面附有白色鳞屑,尤以前胸、后背和四肢最为明显,在北京儿研所诊断为"银屑病"。

家族史:其父有过敏性鼻炎,有一胞姐体健,家族中无类似疾病患者。

入院时体格检查:体温36.7℃,脉搏94次/min,呼吸25次/min,精神状态好,呼吸平稳,颈部触诊甲状腺肿大,表面皮肤正常,无触痛,牙齿发育正常,双耳郭无畸形,无听力、视力障碍;呼吸系统体格检查存在气促,呼气相延长,双肺可闻及痰鸣音及哮鸣音,其他系统体格检查无异常。皮肤科专科体格检查:患儿全秃,无眉毛,甲床增生,双上臂、后背和臀部有丘疹,表面附有白色鳞屑,薄膜现象(+),点状出血(+)。

实验室检查:血常规:WBC 12.31×10^9/L,EOS%14%。肺炎支原体抗体1:320,IgE 234U/ml,肺通气功能中度,混合性通气功能障碍,舒张试验(+),甲状腺功能：TSH 6.0μU/ml、甲状腺球蛋白抗体 567.6U/ml、抗甲状腺过氧化物酶抗体 265.9U/ml 均高于正常，T_3、T_4 正常。甲状腺彩超：双叶多发低回声小结节。胸片：双肺纹理增强。阴性结果包括：CRP 正常，染色体无异常，寄生虫、过敏原及 PPD 检测均为阴性。

入院诊断：①支气管哮喘（急性发作）；②急性支气管炎；③外胚层发育不良；④银屑病和自身免疫性甲状腺病。

住院期间治疗：给予静脉滴注阿奇霉素抗感染及雾化吸入布地奈德混悬液、沙丁胺醇吸入溶液平喘抗感染治疗，5 天后，患儿的咳喘症状得到缓解，肺部体格检查仅有少许痰鸣音。给予办理出院手续。

出院后治疗及随访方案：嘱其吸入布地奈德福莫特罗粉吸入剂（每次 80μg/4.5μg，每天 2 次）规范治疗，并一再嘱托其坚持治疗，并于 1~3 个月后门诊随访。

第二次就诊（6 个月后）：出院后 3 个月过去了，患儿并没有如约而至。6 个月后患儿再次出现在我们诊室时，反复追问病史，患儿出院后规范吸入布地奈德福莫特罗粉吸入剂，然而喘息仍时有发作。并且近 2 个月患儿出现了一些新的症状，表现为反复的腹痛伴有腹泻，同时伴有皮疹，为粟粒大小的红色丘疹，并很快泛发至全身，伴有瘙痒。进行胃镜检查显示胃组织中嗜酸性粒细胞显著增高，达到 24 个 / 高倍视野，腹部彩超显示腹腔淋巴结肿大。近 6 个月患儿在当地医院和入本院后的血常规均显示白细胞显著增高，嗜酸性粒细胞绝对值达到 (4.05~6.39)×10^9/L；骨髓涂片：嗜酸性粒细胞比例增高，达到 14%；*ETV6-PDGFRβ* 融合基因、*BCR-ABL1* 融合基因和 *FIP1L1/PDGFRa* 融合基因均为阴性；支气管肺泡灌洗液中嗜酸性粒细胞比例增高，肺组织活检显示黏膜下大量嗜酸性粒细胞浸润；结核 T-SPOT 实验为阴性；心脏彩超和心电图均为正常；肺 CT 和头颅 CT 均正常；T 细胞亚群正常。

最后诊断：综上将原有诊断"支气管哮喘"更正为"嗜酸性粒细胞增多综合征"。

治疗和转归：给予泼尼松分次口服，1mg/（kg·d），1 周后，外周血嗜酸性粒细胞降为 9%；1 个月后咳嗽、喘息消失，红色丘疹消失，外周嗜酸性粒细胞降为 9%；3 个月后患儿无腹痛、无皮疹，外周血嗜酸性粒细胞降为 0，骨髓涂片中嗜酸性粒细胞降为 1%，肺通气功能恢复正常。

【重要提示】

1. 患儿，男，8 岁，病程 1 年。
2. 主要表现为反复咳嗽、喘息，给予抗感染、平喘等治疗效果不佳。

3. 白细胞显著增高,嗜酸性粒细胞绝对值达到 $(4.05\sim6.39)\times10^9/L$,进行胃镜检查显示胃组织中嗜酸性粒细胞显著增高,达到 24 个 / 高倍视野,腹部彩超显示腹腔淋巴结肿大。

4. 支气管肺泡灌洗液中嗜酸性粒细胞比例增高,肺组织活检显示黏膜下大量嗜酸性粒细胞浸润。

5. *ETV6-PDGFRβ* 融合基因、*BCR-ABL1* 融合基因和 *FIP1L1/PDGFRa* 融合基因均为阴性。

【讨论】

该患儿存在反复咳嗽、喘息病史,肺部听诊可闻及典型呼气相哮鸣音,使用缓解药物后哮鸣音可明显减弱或消失,多次监测肺通气功能均提示阻塞为主的通气功能障碍,支气管舒张试验阳性。此外,患儿一级亲属患过敏性气道疾病(其父患过敏性鼻炎),同时初次就诊基本排除其他引起咳喘的疾病(生长发育正常,否认结核接触史,3 岁前无咳喘症状,既往无重症肺炎、毒气吸入、结缔组织病、机械通气等前病史,心脏彩超、免疫功能等检查均无异常发现),考虑支气管哮喘的诊断成立。该患儿采用小剂量吸入性糖皮质激素(ICS)+ 长效 β_2- 受体激动剂(LABA)6 个月,根据《儿童支气管哮喘诊断与防治指南(2016 年版)》[1]和 2017 版《GINA 方案》[2],考虑该患儿哮喘诊断成立。

患儿雾化吸入布地奈德福莫特罗粉吸入剂后治疗效果欠佳,并且在第二次入院前 2 个月出现了反复的腹痛、皮疹。血常规和血涂片的结果均显示嗜酸性粒细胞绝对值达到 $(4.05\sim6.39)\times10^9/L$,行胃组织活检提示嗜酸性粒细胞显著增高。这时候一个新的诊断浮现在我们的脑海中,那就是嗜酸性粒细胞增多综合征。本病会导致多脏器功能受损,如累及心脏和神经系统则预示着预后不良[3],因此进一步检测了头颅 CT、心脏、心电图等检查,均未发现异常。部分 HES 会发展为慢性嗜酸性粒细胞性白血病,检测 *ETV6-PDGFRβ* 融合基因、*BCR-ABL1* 融合基因和 *FIP1L1/PDGFRa* 等融合基因均为阴性,并且骨穿未见幼稚细胞,不支持嗜酸性粒细胞白血病的诊断。

一个小小的嗜酸性粒细胞为什么会导致如此多的脏器损伤呢?这是因为嗜酸性粒细胞可以通过分泌诸多的细胞因子和炎症介质,介导包括 Th1 细胞、Th2 细胞、肥大细胞、巨噬细胞、树突状细胞等多种免疫细胞的作用和功能发挥,同时其还可以通过直接生成和释放包括碱性蛋白 MPB、阳离子蛋白 ECP、衍生神经毒素和过氧化物酶等直接毒害组织,最终导致多脏器功能损伤。众所周知,哮喘的发病机制中涉及嗜酸性粒细胞增多,而嗜酸性粒细胞增多症的中心发病环节就是嗜酸性粒细胞增多,这也就不难解释为什么这一例患儿会以哮喘为首发症状了[4,5]。查阅相关文献,以哮喘为首发症状的病例报道并不多见,发表在 2010 年的报道显示一例 20 岁的男性患者,一直以哮喘治疗,历时 4 年最终被诊断为 HES,而且确诊时患者已出现了神经系统和心脏受累,提示预后不良[6]。而本患儿从发病到诊断经过了 1 年多的时间,受累部位主要是皮肤、胃肠道和肺脏,给予治疗后预后良好,提示早诊断、早治疗对于嗜酸性粒细胞增多症至关重要。此外,患儿还同时罹患多种罕见病和免疫相关性疾病,包括外胚层发育不良、银屑病和自身免疫性甲状腺病,这是否表明患儿存在基因或免疫环节的异常,尚不得而知,值得我们深入研究。

(李亚男)

【评析】

相对于成人,儿童激素抵抗型哮喘的比例较低,因此在哮喘治疗过程中哮喘控制不佳,考虑可能是难治性哮喘时,应仔细评估,在除外有哮喘加重的危险因素,以及用药依从性问题、吸入技术问题等因素外,同时要考虑其他具有咳嗽、喘息等症状的疾病可能[1]。根据《中国儿童哮喘诊断和防治指南》(2016 年版)的哮喘诊断标准[1],其中重要的一条是除外其他疾病所引起的喘息、咳嗽、气促和胸闷,此处其他疾病包括嗜酸性粒细胞综合征,由此看来单纯支气管哮喘的诊断值得商榷。嗜酸性粒细胞增多综合征(hypereosinophilic syndrome,HES)是一种少见综合征,有多系统脏器受累的症状和体征,表现多样,治疗首选糖皮质激素,若无效可联合伊马替尼、环磷酰胺、羟基脲等化疗药物治疗。目前国内外以反复喘息发作为首发症状、肺功能提示阻塞性通气功能障碍、支气管舒张试验阳性的 HES 的病例报道少见[6-8],儿童暂无报道,易被误诊为支气管哮喘,后期进展为多系统损害。

临床上嗜酸性粒细胞增多的儿童较常见,需鉴别引起嗜酸性粒细胞增高的原因,是否存在过敏性、皮肤性、药物性、寄生虫感染、结缔组织病、血液肿瘤性疾病等。但是当存在外周血嗜酸性粒细胞持续 $>1.5 \times 10^9$/L,伴有多系统损害者,应考虑 HES 可能[9],完善检查以确诊。本病例提示临床医师应该提高对 HES 的认识,争取早期诊断、早期治疗,防止多脏器多系统损害的发生。

(鲍一笑)

参考文献

1. 中华医学会儿科学分会呼吸学组,《中华儿科杂志》编辑委员会.儿童支气管哮喘诊断与防治指南.中华儿科杂志,2016,54(3):167-181.
2. The Global Strategy for Asthma Management and Prevention.Global Initiative for Asthma

（GINA）2015.2015.［2016-01-03］.

3. Gotlib J.World Health Organization-defined eosinophilic disorders：2012 update on diagnosis,risk stratification,and management.Am J Hematol,2012 87（9）：903-914.

4. Busse WW,Ring J,Huss-Marp J,et al.A review of treatment with mepolizumab,an anti-IL-5 mAb,in hypereosinophilic syndromes and asthma.See comment in PubMed Commons below J Allergy Clin Immunol,2010,125（4）：803-813.

5. Tran TN,Zeiger RS,et al.Overlap of atopic,eosinophilic,and TH2-high asthma phenotypes in a general population with current asthma.Ann Allergy Asthma Immunol,2016,116（1）：37-42.

6. 郑润辉,王春燕,谭获,等.以支气管哮喘为首发表现的特发性高嗜酸性粒细胞综合征一例并文献复习.中华内科杂志,2010,49（11）：969-971.

7. Khan WA,Santhanakrishnan K.Hypereosinophilic syndrome secondary to strongyloides infection：a case of recurrent asthma exacerbations.BMJ Case Rep,2013,2013：bcr2013009587.

8. Karnak D,Kayacan O,et al.Hypereosinophilic syndrome with pulmonary and cardiac involvement in a patient with asthma.CMAJ,2003,168（2）：172-175.

9. Gotlib J.World Health Organization-defined eosinophilic disorders：2012 update on diagnosis,risk stratification,and management.Am J Hematol,2012,87（9）：903-914.

病例 18

支气管哮喘合并腺样体肥大

【病例介绍】

患儿,男,3岁7个月,因"反复咳嗽5个月"于2016年1月就诊于重庆医科大学附属儿童医院呼吸科门诊。

2015年8月(入院前5个月)患儿因受凉后出现咳嗽,少痰伴鼻塞,自服抗生素、止咳药等治疗后,咳嗽可完全缓解,但易受凉后咳嗽鼻塞反复。2015年12月患儿受凉后咳嗽,干咳,以夜间、活动后明显,伴鼻塞、夜间打鼾、张口呼吸、夜间睡眠易翻身,无憋醒。给予抗感染、吸入雾化治疗后夜间咳嗽缓解,但活动后仍有咳嗽。病程中无发热、气促、喘息,无活动量减少,无胸闷、胸痛,否认刺激性呛咳及异物吸入史,无盗汗、进行性消瘦。为进一步治疗至笔者医院呼吸专科门诊就诊。

既往史:患儿既往多次喘息,有湿疹史,对牛奶蛋白过敏,母亲有过敏性鼻炎。2014年9月患儿(2岁3个月)因"咳嗽伴喘息1天"在笔者医院呼吸科住院,诊断为支气管哮喘,出院后给予氟替卡松雾化吸入剂50μg早1喷、晚2喷配合储雾罐治疗,家长遵医嘱定期按时随访,氟替卡松雾化吸入剂逐渐减量。2015年8月潮气呼吸肺功能提示呼气流速环基本正常,激发试验提示极轻度,氟替卡松雾化吸入剂减量至50μg每晚1喷。2015年11月复诊肺功能提示通气功能正常,V_{25}轻度下降,激发试验提示中度,予氟替卡松雾化吸入剂125μg早1喷、晚1喷治疗2个月。

入院时体格检查:体温36.5℃,呼吸23次/min,脉搏105次/min,体重

19kg,神志清楚,反应好,咽部无充血,双侧扁桃体Ⅱ度,未见渗出物,双侧胸廓对称无塌陷,双肺呼吸音对称、清,心音有力,心律齐,腹软,肝脾肋下未扪及,四肢暖,甲床红润,未见杵状指。

实验室检查(2016 年 1 月): 肺功能:FVC、PEF 和 V_{75} 轻度下降,V_{50}、V_{25} 和 MMEF 中度下降,激发试验提示中度。吸入过敏原皮肤点刺试验:屋尘螨 / 粉尘螨(++)。胸片:未见明显异常。增殖体摄片:腺样体肥大(A/N=0.75)(图 18-1)。耳鼻喉科鼻镜检查结论:过敏性鼻炎。

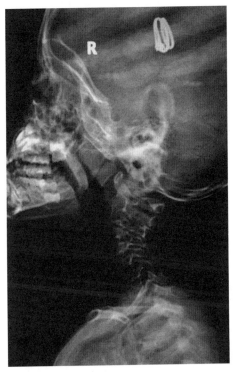

图 18-1　增殖体摄片:鼻咽顶后壁软组织厚度与相应鼻咽腔宽度之比约 0.75,相应气道变窄

诊断: ①支气管哮喘(慢性持续期);②腺样体肥大;③过敏性鼻炎。

治疗和转归: 治疗方案调整为氟替卡松雾化吸入剂 125μg 早 1 喷、晚 1 喷;孟鲁司特钠 4mg 口服,晚 1 次;糠酸莫米松鼻喷雾剂喷鼻,晚 1 次。2016 年 4 月复诊,患儿夜间打鼾好转,无张口呼吸,活动后仍间断咳嗽;肺功能提示 PEF、V_{75}、V_{50} 和 V_{25} 轻度下降,激发试验提示气道高反应性(airway hyperresponsiveness,AHR)中度,增殖体摄片提示腺样体肥大(A/N=0.70),遂收入耳鼻喉科住院行腺样体切除术。术后出院患儿继续丙酸氟替卡松气雾吸入剂和孟鲁司特钠治疗,2016 年 7 月复诊时患儿活动后咳嗽已完全缓解,复查肺功能提示通气功能正常,激发试验提示 AHR 轻度。

【重要提示】

　1. 患儿,男,3 岁 7 个月,慢性病程。
　2. 主要表现为慢性干性咳嗽,夜间和活动后明显,伴鼻塞、夜间打鼾伴张口呼吸。
　3. 有支气管哮喘的基础,既往规范用药和随访且控制良好。
　4. 腺样体摄片提示腺样体肥大(A/N=0.75)。

【讨论】

支气管哮喘是儿童时期最常见的呼吸道慢性炎症性疾病,占儿童呼吸专科门诊疾病构成比 50% 左右,且发病率逐年上升。全球哮喘防治创议(Global Initiative for Asthma,GINA)和我国儿童哮喘防治指南均提出哮喘儿童治疗需全程管理,通过评估—治疗实现控制—监测。但 GINA 的理想方案与哮喘控制的现实存在差距,需要呼吸专科医师仔细寻找和甄别控制不佳的原因。

该患儿 5 个月以来有反复咳嗽伴气道阻塞,气道高反应加重,提示哮喘控制不理想,经吸入糖皮质激素(inhaled corticosteroid,ICS)升级治疗后仍无好转。根据我国《儿童支气管哮喘诊断与防治指南(2016 年版)》的建议,哮喘控制不佳时需要 ICS 升级治疗,但升级治疗之前应考虑是否存在以下因素:家长依从性差、吸入装置使用方法错误、持续暴露于过敏原及烟草的环境、存在其他合并症以及哮喘诊断是否正确。回到病例的肺功能结果,我们发现 V_{25} 下降同时伴随 V_{75} 下降,提示大气道阻塞,可能存在上气道合并症;追问病史发现患儿近期夜间打鼾,偶张口呼吸,进一步行增殖体摄片提示腺样体肥大,耳鼻喉科鼻镜检查提示过敏性鼻炎。我们根据上气道合并症调整了哮喘吸入激素的治疗方案。

这个病例给我们带来以下思考:①腺样体肥大是否影响支气管哮喘控制?②这是个案还是普遍现象?③其中原因是什么? 这并不是个案:2007 年 Modrzynski[1]发表过敏体质儿童腺样体肥大的临床研究,发现 37.5% 支气管哮喘儿童合并腺样体肥大;2012 年 Bhattacharjee 等学者[2]发现腺样体去除的支气管哮喘患儿,急性发作率和急诊就诊率均明显低于未手术组;说明支气管哮喘患儿合并腺样体肥大并不少见,且腺样体肥大的确会影响支气管哮喘控制。是什么将支气管哮喘和腺样体肥大联系起来？ 1997 年 *Chest* 杂志[3]提出有名的"同一气道,同一疾病",指出白三烯在上下气道炎症中的作用,特别强调它在上气道疾病中的致炎效应远强于组胺,因此炎症介质如白三烯是联系上下气道的关键环节。白三烯与支气管哮喘发病机制的研究已不胜枚举,2008 年和 2009 年有两个团队[4,5]发现睡眠呼吸暂停儿童腺样体 T 细胞表达白三烯受体,白三烯体外可促进腺样体 T 细胞增殖,说明白三烯同时也参与腺样体肥大的发生发展过程,印证了"同一气道,同一疾病"的观点。2016 年我院耳鼻喉科团队[6]通过体外培养腺样体肥大患儿的腺样体 T 细胞,发现白三烯受体拮抗剂(leukotriene receptor antagonist, LTRA)可抑制白三烯依赖的 T 细胞增殖,进一步促进 T 细胞凋亡。这些研究为 LTRA 临床应用提供了理论依据。2017 年《白三烯受体拮抗剂在儿童常见呼吸道疾病中的临床应用专家共识》[7]已明确提出,轻 - 中度腺样体肥大可单用 LTRA 或联合鼻喷激素,治疗 12 周后随访。这也是该患儿选择 ICS+LTRA+ 鼻喷激素的依据。

儿童支气管哮喘控制任重道远,评估过程需密切关注上气道情况,尤其不要忘记腺样体肥大。循证医学和科学研究均支持 LTRA 在腺样体肥大中的应用,因此支气管哮喘合并腺样体肥大时,加用 LTRA,可改善气道炎症,有助于哮喘控制。

(谢晓虹)

【评析】

哮喘规范治疗效果不佳时积极寻找原因,而不是盲目升级治疗,根据病因调整治疗方案是正确的。上下呼吸道炎症的一致性和相关性已有明确结论,其中腺样体肥大和哮喘的关系也越来越受到国内外学者的重视[8],腺样体肥大患儿切除腺样体后哮喘症状明显改善[9,10],其中炎症介质白三烯的聚集与腺样体肥大密切相关,同时也参与哮喘的发生[11]。本病例中患儿在哮喘规范治疗却疗效不佳时,主诊医师能够全面客观地分析寻找原因,并结合临床症状、相关辅助检查,明确是由于上气道的合并症腺样体肥大因素导致,给予相应的治疗后病情改善,以上经验是值得我们的临床医师学习和借鉴的。

该患儿在 2 岁 3 个月时诊断为哮喘,由于目前尚无特异性的检测方法和指标可作为学龄前喘息儿童哮喘诊断的确诊依据,因此建议作者对该患儿支气管哮喘的诊断及治疗效应做进一步描述,如喘息频率如何？ 活动诱发？ 是否感染导致？ 抗哮喘治疗有效,但停药后又复发？ 除外其他喘息性疾病等。另外,评估治疗后的肺通气功能主要指标是 FEV_1/FVC 和 PEF 的测定,该患儿反复做激发试验,一般不建议对幼龄儿童进行激发试验,除操作具有难度外,还要考虑安全性和检测结果的可信度。该患儿首次在 3 岁 2 个月时进行了潮气呼吸功能测定和激发试验,虽然包括我国学者在内的研究中曾进行了潮气呼吸时的激发实验,并提出了具体的判断标准[12],但是由于检测方法的标准化等问题尚未解决,目前尚未在国际上被普遍认可,对具体结果的评估需要持谨慎的态度。第二次是在3岁5个月时做通气功能检测,虽然理论上讲有可能做成功,但概率很低,同样激发能成功的概率也非常低,后面三次存在着同样的问题。2016年1月摄片提示腺样体肥大(A/N=0.75)已达中重度,可建议手术治疗,术后氟替卡松气雾吸入剂加孟鲁司特钠治疗3个月,临床症状缓解,肺通气功能正常,此时可以尝试停用孟鲁司特钠,继续维持支气管哮喘的最低级别治疗,直至停药观察。

(鲍一笑)

参考文献

1. Modrzynski M,Zawisza E.An analysis of the incidence of adenoid hypertrophy in allergic children.International Journal of Pediatric Otorhinolaryngology,2007,71(5):713-719.

2. Bhattacharjee R,Choi B H,Gozal D,et al.Association of adenotonsillectomy with asthma outcomes in children:a longitudinal database analysis.Plos Medicine,2014,11(11):e1001753.

3. Grossman J.One airway,one disease.Chest,1997,111(2 Suppl):11S.

4. Kaditis A G,Ioannou M G,Chaidas K,et al.Cysteinyl Leukotriene Receptors Are Expressed by Tonsillar T Cells of Children With Obstructive Sleep Apnea.Chest,2008,134(2):324-331.

5. Dayyat E,Serpero L D,Kheirandish-Gozal L,et al.Leukotriene pathways and in vitro adenotonsillar cell proliferation in children with obstructive sleep apnea.Chest,2009,135(5):1142-1149.

6. Yan S,Yang D Z,Jia L,et al.Effects of leukotriene D4 on adenoidal T cells in children with obstructive sleep apnea syndrome.American Journal of Translational Research,2016,8(10):4329.

7. 中华医学会儿科学分会呼吸学组.白三烯受体拮抗剂在儿童常见呼吸系统疾病中的临床应用专家共识.中华实用儿科临床杂志,2016,31(13):973-977.

8. 周妍杉,李渠北.儿童腺样体肥大与哮喘的关系.儿科药学杂志,2017,23(3):64-66.

9. Busino R S,Quraishi H A,Aguila H A,et al.The impact of adenotonsillectomy on asthma in children.Laryngoscope,2010,120(Suppl 4):221.

10. Kheirandish-gozal L,Dayyat E A,Eid N S,et al.Obstructive sleep apnea in poorly controlled asthmatic children:effect of adenotonsillectomy.Pediatr Pulmonol,2011,46(9):913-918.

11. Aceves S S,Broide D H.Airway fibrosis and angionesis due to esosinophil trafficking in chronic asthma.Curr Mol Med,2008,8(5):350-358.

12. 林媛媛,刘蓉,余静,等.婴幼儿潮气肺功能支气管激发试验1000例分析.中外健康文摘,2014,11(10):70-71.

上下气道的同病同治

【病情介绍】

患儿,男,7岁,因"反复咳嗽、喘息2年余,加重1天"就诊。患儿就诊前2年开始出现反复咳嗽、喘息,每年发作3~4次,花粉季节及呼吸道感染后易诱发,发作时不伴有发热。每次发作初期表现为咳嗽、流涕、喷嚏等"感冒"症状,若未及时处理2~3天后症状加剧出现喘息,时有呼吸困难及胸闷。每次发作至当地医院予"抗生素、止咳平喘药物及糖皮质激素雾化吸入"等治疗后,患儿咳喘等症状多能明显好转。伴有间断的鼻痒、流涕和鼻塞,晨起及春秋季症状加剧。曾于外院儿内科及笔者医院耳鼻喉科就诊,考虑诊断为"支气管哮喘、过敏性鼻炎",予"沙美特罗替卡松粉吸入剂,50μg/100μg)1吸/次 b.i.d. +丙酸氟替卡松鼻喷雾剂(因患儿抗拒而未使用)"方案治疗。就诊时患儿不规则使用沙美特罗替卡松粉吸入剂治疗近6个月,诉每周仍有2~3次出现日间症状,偶有夜间症状,无明显活动受限。

追问病史,患儿有婴儿期湿疹史(+),有明显的花粉过敏。否认异物吸入史,否认反酸恶心、胸骨后烧灼感、低热盗汗、体重减轻等。患儿父亲为"过敏性鼻炎"患者,母亲年幼时有反复喘息史,否认其他过敏性疾病家族史。

就诊时体格检查:体温36.7℃,脉搏92次/min,呼吸29次/min,体重28kg,氧饱和度99%(未吸氧)。神志清楚,气平,无鼻翼扇动和三凹征,无杵状指趾。双侧黑眼圈(+)。咽不红,双肺可闻及散在哮鸣音,未闻及湿啰音。心音有力,心律齐,未闻及杂音。腹部触诊(−)。神经系统(−)。

辅助检查：血常规：WBC 5.22×10^9/L，N% 55.9%，L% 25.5%，EOS% 7.4%，HGB 135g/L，PLT 294×10^9/L，CRP <8mg/L。过敏原检测：花粉(++)，螨虫(++)。IgE 712kU/L。胸片：两肺纹理稍多。肺功能检测：PEF 1.71L/s，占预计值63.7%，下降；FEV_1 0.96L，占预计值91.5%。结论：存在轻度阻塞性通气障碍。

诊断：①支气管哮喘；②过敏性鼻炎。

治疗和转归：立即予以布地奈德混悬液＋硫酸特布他林雾化液连续雾化2次(间隔20分钟)后评估，患儿咳喘症状缓解，哮鸣音明显减少。嘱予小剂量泼尼松(5mg)，3天、白三烯受体拮抗剂(孟鲁司特钠 5mg)及氯雷他定5mg，口服1周，作为哮喘急性期回家序贯治疗；选用沙美特罗替卡松粉吸入剂(50μg/100μg)1吸／次，b.i.d.，作为长期治疗方案。

1周后患儿复诊：咳喘、鼻痒、流涕等症状好转，双肺未及哮鸣音，急性期症状控制良好。患儿药物吸入装置使用正确，注意过敏原回避，继续口服孟鲁司特钠1周，沙美特罗替卡松粉吸入剂1吸／次，b.i.d.，维持治疗。

1个月后复诊：患儿无咳喘发作，间断有夜间鼻塞，听诊双肺未闻及哮鸣音，继续沙美特罗替卡松粉吸入剂1吸／次，b.i.d.，加用孟鲁斯特钠口服1个月。

3个月后(总疗程4个月时)复诊：患儿无咳嗽、喘息、夜间憋醒及活动后受限，鼻塞、流涕等鼻部症状较前好转；听诊双肺未及哮鸣音。复查肺功能正常(PEF 2.57L/s，占预计值86.6%；FEV_1 1.28L，占预计值107.7%)。哮喘及过敏性鼻炎控制良好，调整长期治疗方案为沙美特罗替卡松粉吸入剂1吸／次，q.d.，继续治疗。

6个月后(总疗程10个月时)复诊：患儿4天前开始出现鼻塞流涕，诉鼻、眼痒，2天前开始有咳嗽，渐加剧，夜间有喘息发作，体检双肺可闻及散在哮鸣音。肺功能检查示存在轻度阻塞性通气功能障碍(PEF 2.15L/s，占预计值71%。FEV_1 1.19L，占最大VC 86.58%)。评估为哮喘急性发作、过敏性鼻炎发作，立即予急性期缓解用药控制发作，长期治疗方案调整为沙美特罗替卡松粉吸入剂1吸／次，b.i.d.。耳鼻喉科嘱予氯雷他定2周联合孟鲁司特钠1个月口服。因该患儿病程中哮喘急性发作前常先有明显的鼻部症状，指导家长在出现打喷嚏、鼻涕及咳嗽等发作先兆时，短期口服氯雷他定及孟鲁司特钠2周治疗。

3个月后(总疗程13个月时)复诊：患儿无咳喘发作，鼻部症状控制良好，双肺听诊未及哮鸣音，复查肺功能正常(PEF 3.29L/s，占预计值100.6%。FEV_1 1.36L，占预计值100.7%)。哮喘及过敏性鼻炎控制良好，调整长期治疗方案为沙美特罗替卡松粉吸入剂1吸／次，q.d.，耳鼻喉科随访治疗过敏性鼻炎。

【重要提示】

1. 学龄前期起病,多诱因性喘息。

2. 以反复的咳嗽、喘息为主要症状,伴有明显的鼻痒、鼻塞等鼻部症状。

3. 肺功能检查提示存在轻度阻塞性通气障碍。

4. 抗哮喘治疗有效,但鼻塞等鼻部症状明显。哮喘急性发作前常先有鼻部症状的发作。

5. 上下气道同病同治。及时治疗过敏性鼻炎有利于实现哮喘的良好控制。

【讨论】

我国《儿童支气管哮喘诊断与防治指南》(2016 版)指出[1],对于以往未经规范治疗的初诊哮喘患儿,可参照哮喘控制水平选择第 2 级、第 3 级或第 4 级治疗方案。若未达到哮喘控制,可考虑升级或越级治疗,但须先评估是否存在影响吸入激素疗效的因素,如诱因未去除、吸药技术未掌握、依从性差和其他触发因素等。还应考虑诊断是否有误,是否存在过敏性鼻炎(allergic rhinitis,AR)等影响控制的共存疾病[2]。本病例中,患儿平素反复出现鼻痒、鼻塞等症状,在规律使用长期治疗药物后仍有喘息发作,病史中发作前也常先有鼻部症状出现,但因抗拒鼻喷激素而未接受鼻炎治疗,故考虑 AR 是影响其哮喘控制状态的重要原因。

近年来,随着儿童过敏性疾病发病率的逐年攀升,"同一气道,同一疾病"的观念也日益受到重视。AR 与支气管哮喘同为气道常见的慢性炎症性疾病,两者具有相似的变应原、发病机制及治疗方法,常同时存在、互相影响。流行病学调查显示,约 40% 的 AR 患儿同时患有哮喘[3],AR 是哮喘发病及难以控制的部分原因[4]。对哮喘患者而言,鼻部疾病的正确评估对哮喘炎症程度及病情进展均有重要影响[5]。对于患有哮喘合并 AR 者,其治疗方案应同时遵从两种疾病分别的治疗原则和指南推荐。

白三烯受体拮抗剂(LTRA)是一类非激素抗炎药,是目前除吸入激素(ICS)外唯一可以单用的哮喘长期控制药物,也是哮喘合并 AR 联合治疗的可选药物[5]。它能有效抑制半胱氨酰白三烯(LTC_4、LTD_4 和 LTE_4)与白三烯受体结合所产生的炎症反应,同时改善上、下呼吸道的症状[6,7]。前期研究证实,孟鲁斯特能有效缓解鼻塞,可单独用于治疗以鼻塞为主要症状的 AR 患儿[8]。不仅如此,研究发现对于明确诊断哮喘的患儿,在其出现流涕、喷嚏等鼻部症状或咳嗽等发作先兆时,短程预防性服用孟鲁斯特 7~20 天(即预干预治疗)能有效减少其哮喘加重的风险[9]。本病例中,患儿在过敏性鼻炎治疗得当以及按需使用孟鲁斯特预干预治疗后,哮喘得到良好控制,这也正是"同病同治"理念的体现。

(李京阳)

【评析】

患儿为 7 岁男童,因"反复咳嗽、喘息 2 年余,加重 1 天"就诊,每年发作3~4 次,花粉季节及呼吸道感染后易诱发,严重时可出现呼吸困难及胸闷,抗哮喘治疗后症状明显好转;肺功能提示轻度阻塞性通气障碍;同时伴有间断的鼻痒、流涕、鼻塞、喷嚏等症状;过敏原检测阳性。因此,患儿支气管哮喘与过敏性鼻炎诊断明确。

患儿在本次就诊前,治疗不规范、依从性差,因而时有症状发生。本次急性发作经 ICS+LABA 治疗后,症状明显缓解,予以白三烯受体拮抗剂与二代抗组胺药联合治疗(2 个月)后哮喘与鼻炎症状控制良好。ICS+LABA 降级治疗和 LTRA 停用 3 个月症状又出现反复,再予以 ICS+LABA 升级治疗和加用LTRA,症状控制良好。

哮喘作为儿童最常见的慢性气道炎症性疾病,强调 ICS+LABA 在长期控制中的重要地位[1]。在具体临床实践中,儿童哮喘治疗与控制往往不理想,除了治疗依从性不理想之外,最需要关注的是其合并症或并发症。过敏性鼻炎与支气管哮喘作为"同一气道,同一疾病",在哮喘儿童近 80% 合并过敏性鼻炎[2]。有效控制过敏性鼻炎,可以有效降低近 50% 哮喘急性发作的住院与急诊[3]。两者共同治疗有利于整个临床症状的控制[5,10]。学龄儿童支气管哮喘可以以 ICS+LABA 作为首选,也可选择 ICS+LTRA;而过敏性鼻炎则可以选择二代抗组胺药,或和白三烯受体拮抗剂,或和鼻用局部激素。因此,作为支气管哮喘与过敏性鼻炎同时存在的学龄儿童,ICS+LABA 联合 LTRA 治疗对于症状良好控制具有重要意义。

(张建华)

参考文献

1. 中华医学会儿科学分会呼吸学组,《中华儿科杂志》编辑委员会. 儿童支气管哮喘诊断与防治指南 (2016 版). 中华儿科杂志,2016,54(3):167-181.
2. The Global Strategy for Asthma Management and Prevention.Global Initiative for Asthma (GINA)2015.2015.［2016-01-03］.http://www.ginasthma.org/documents/4.

3. Wheatley LM, Togias A.Clinical practice.Allergic rhinitis.N Engl J Med,2015,372(5):456-463.

4. 王秋萍,李泽卿.变应性鼻炎、鼻-鼻窦炎对儿童哮喘的影响.临床儿科杂志,2006,24(1):7-8.

5. 中华医学会呼吸病学分会哮喘学组.上-下气道慢性炎症性疾病联合诊疗与管理专家共识.中华医学杂志,2017, 97(26):2001-2022.

6. Philip G,Nayak AS,Berger WE,et al.The effect of montelukast on rhinitis symptoms in patients with asthma and seasonal allergic rhinitis.Curr Med Res Opin,2004,20(10):1549-1558.

7. Price DB,Swern A,Tozzi CA,et al.Effect of montelukast on lung function in asthma patients with allergic rhinitis:analysis from the COMPACT trial.Allergy,2006,61(6):737-742.

8. Okubo K,Kurono Y,Fujieda S,et al.Japanese Guideline for Allergic Rhinitis 2014.Allergol Int,2014,63(3):357-375.

9. Robertson CF,Price D,Henry R,et al.Short-course montelukast for intermittent asthma in children:a randomized controlled trial.Am J Respir Crit Care Med,2007,175(4):323-329.

10. Brozek JL,Bousquet J,Agache I,et al.Allergic Rhinitis and its Impact on Asthma（ARIA）guideline-2016 revision.J Allergy Clin Immunol,2017,140(4):950-958.

病例 20

气管支气管软化致反复喘息

【病情介绍】

患儿,男,1岁,因"反复咳嗽、喘息2个月余,加重2天"入院。

患儿2个月前无明显诱因出现咳嗽,不剧烈,每次咳1~2声,痰较多,伴有喘息,活动后为主,伴流鼻涕,多为清涕,时有黄色脓涕,无气促,无发绀,病程中无发热,曾多次在当地医院就诊,拟诊"支气管炎",予"头孢克洛干糖浆、孟鲁斯特钠颗粒剂口服,布地奈德混悬液+复方异丙托溴铵吸入溶液溶"等治疗1周,患儿咳嗽渐好转,活动后仍有喘息。继续予"孟鲁斯特钠颗粒剂、布地奈德混悬液+生理盐水雾化"治疗1个月,患儿偶咳嗽,活动后少许喘息,停用雾化,予"孟鲁斯特钠颗粒剂"治疗至今。2天前患儿咳嗽复发加重,咳剧时面色胀红,痰鸣明显,偶咳嗽后吐出黄白色黏痰,伴有喘息,无发热,无呼吸困难,无惊厥,遂至笔者医院门诊就诊,拟诊断"反复性支气管炎、哮喘?"收住入院。

既往史:患儿为第2胎第2产,否认产伤窒息史。生长发育基本同正常同龄儿童。既往有"湿疹史"。6个月前,因"支气管肺炎"在外院门诊治疗,予"雾化及消炎药"(具体不详)等治疗1周,咳嗽、痰鸣好转。患儿父亲有鼻炎史,姐姐有过敏性鼻炎史。

入院时体格检查:体温36.5℃(耳),脉搏134次/min,呼吸40次/min,体重10.5kg,神志清楚,精神可,无皮疹,颈部浅表淋巴结无肿大,呼吸稍促,无鼻翼扇动,无点头样呼吸,无三凹征,无口周发绀,咽充血,扁桃体无肿大,两肺呼吸音粗、对称,两肺可闻及痰鸣音及吸呼双相哮鸣音,心音有力,心律齐,未闻及杂音,腹平软,肝脾肋下未触及,肠鸣音正常,神经系统阴性,卡疤(+)。

实验室检查:血常规:WBC 15.5×10⁹/L,N% 0.413,L% 0.513,N 6.402× 10^9/L,L 7.952×10^9/L,EOS 0.233×10^9/L,HGB 134g/L,PLT 300×10^9/L。免疫球蛋白:IgG 8.28g/L,IgA 0.424g/L,IgM 1.17g/L,总 IgE 43.88U/ml。呼吸道病毒抗原检测:流感病毒 A 型、流感病毒 B 型、副流感病毒 I 型、副流感病毒 II 型、副流感病毒 III 型、呼吸道合胞病毒、腺病毒均阴性。痰培养:肺炎链球菌,头孢噻肟及头孢曲松敏感。CT 及血管造影:两肺散在浸润影,未见明显气道狭窄,血管造影未见异常。

支气管镜检查:支气管镜提示气管软化(管壁塌陷约 50%),左主支气管软化(塌陷约 2/3)(图 20-1、图 20-2)。

声门活动良好,对称。气管管腔狭窄,气管及左右主支气管呼气时管壁内陷明显,右侧为著,各支气管黏膜肿胀,表面覆有较多分泌物,软骨环显示不清。提示气管支气管软化。

诊断:①支气管肺炎;②气管支气管软化。

治疗和转归:入院时予氨溴索静脉滴注化痰、布地奈德混悬液 + 复方异丙托溴铵溶液雾化吸入、小儿肺热平胶囊口服等对症处理,第 3 天加用头孢噻肟针,改雾化为布地奈德混悬液 + 生理盐水,加用维生素 AD 滴剂治疗。头孢噻肟针输液 1 周,患儿咳嗽痰鸣好转,活动时有喘息,出院门诊随访。

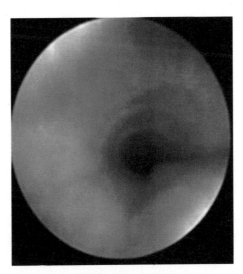

图 20-1 支气管镜提示气管软化
(管壁塌陷约 50%)

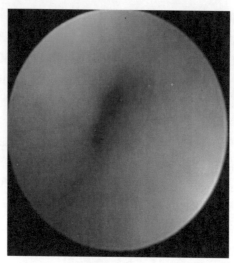

图 20-2　支气管镜提示左主支气管软化
（塌陷约 2/3）

【重要提示】

1. 患儿，男，1 岁，病程 2 个月。

2. 主要表现反复湿性咳嗽、喘息，予抗生素、支气管舒张剂、白三烯受体拮抗剂、糖皮质激素治疗后效果不佳。

3. 胸部 CT 及血管造影显示两肺散在浸润影，未见明显气道狭窄，血管造影未见异常；痰培养：肺炎链球菌。

4. 支气管镜检查提示声门活动良好，对称。气管管腔狭窄，气管及左右主支气管呼气时管壁内陷明显，右侧为著，各支气管黏膜肿胀，表面覆有较多分泌物，软骨环显示不清。提示气管支气管软化。

【讨论】

气管支气管软化症（tracheobronchomalacia，TBM）是气道纵行弹性纤维萎缩、减少或气道软骨完整性破坏引发的气道坍塌狭窄，是导致儿童气道过度塌陷、气流阻塞的常见原因[1]。分为原发性和继发性，以前者居多，可能与胚胎期前肠发育不良有关，继发性则与长时间气管插管、慢性感染、管外压迫（如心血管畸形、肿瘤等）等相关。TBM 主要表现为咳嗽、喘息、呼吸困难等呼吸道症状，咳嗽呈犬吠样。原发性 TBM 首发症状在出生时即可出现，如阵发性发绀、自发性头颈部伸展、摒气发作等，合并心血管畸形的患儿，易表现为喂养困难如吞咽困难、反流、咳嗽、发绀等；婴幼儿主要以喘息为临床表现；年长儿童表现为慢性咳嗽，但这些表现均没有特异性。支气管镜检查术是目前诊断 TBM 的金标准，支气管镜下的分度标准为气管直径内陷 1/3 为轻度，至 1/2 为中度，至 4/5 接近闭合，看不到圆形管腔为重度[2]。吸气和呼气相多层螺旋 CT 及气道三维重建技术有一定的诊断价值，但由于年幼儿无法配合呼吸指令，动态呼吸时气道成像有困难。

气道阻力与气道半径的 4 次方成反比，所以气道直径的微小变化即可对气道阻力产生很大的影响。由于呼吸生理原因，喉软化或胸腔外气管软化可引起吸气相喘鸣，而胸腔内气管或支气管软化可引起呼气相喘息，如病变范围大则表现为吸呼双相的喘息和呼吸困难，一旦有感染可因气道分泌物增多闻及较多痰鸣音。轻度软化在安静时症状不明显，哭闹、喂养、运动等呼吸气流增强后症状明显。中、重度软化时，因咳嗽时气道关闭难以清除分泌物，纤毛清除功能减弱，易患反复呼吸道感染，并常被误诊为毛细支气管炎、婴幼儿哮喘。夏宇等[3]报道了 229 例行纤维支气管镜检查的患儿，诊断 TBM 53 例，其中术前临床初诊 51 例，但术后确诊仅 22 例，术前未考虑病例却有 31 例经支气管镜确诊，漏诊率达 58.5%，误诊率 16.5%。53 例 TBM 患儿中，28 例表现为反复或持续喘息，16 例为慢性咳嗽，5 例反复呼吸道感染，2 例肺不张，2 例呼吸困难。对于新生儿和婴幼儿期起病，常规治疗效果不佳，表现为反复或持续喘息的患儿，临床高度怀疑气管 / 支气管软化，主张早期行支气管镜术，避免漏诊、误诊。

大多数原发性 TBM 具有自限性，随年龄增长，症状逐渐减轻，多数在 1~2 岁左右症状缓解。轻度 TBM 无需特殊治疗，注意预防呼吸道感染。支气管舒张剂由于会降低气道平滑肌的张力，气管支气管软化儿童使用后可能会导致气道峰流速下降、加重气道阻塞症状，临床应予重视。治疗包括持续呼吸道正压通气治疗（CPAP）、植入支架、外科手术等方案。

（余 刚）

【评析】

本病例是一个很好的哮喘鉴别诊断实例。从门诊诊断中可以看出，门诊医师为什么会怀疑哮喘？因为有反复的咳嗽和喘息。但是该病例的以下重要特征预示着这个患儿不是哮喘：

1. 婴儿期起病，反复出现同一部位的炎症反应，从诊断思维上应该首先想到有先天性的病理基础。

2. 主要表现是反复的湿性咳嗽，即有痰等分泌物的咳嗽。如果是哮喘，出现湿性咳嗽主要在继发感染时。因此，该患儿首先并不应当被考虑为哮喘。

3. 该患儿已经经过 2 个月余的类似抗哮喘治疗,包括 ICS、支气管舒张剂、白三烯受体拮抗剂等,但临床效果并不好。应当反思是否存在其他诊断的可能性。

在积极治疗感染的同时,病因的搜寻是非常必要的。纤维支气管镜检查作为一项成熟的有创诊断治疗技术,其使用的指征中就包括对于原因不明的反复咳嗽、喘息、咯血等症状的病因诊断[4]。本例患儿经过纤维支气管镜检查被确诊为气管支气管软化。这为后续的针对性治疗提供了重要依据。

值得一提的是,本例患儿孟鲁司特钠的使用是目前国内儿科常见的现象。本例患儿在 2 个多月的病程中使用了 1 个多月的孟鲁司特钠,这是因为一些“流行”的观点认为只要有较长时间的咳嗽、喘息就可以使用孟鲁司特钠。这是一个误区。孟鲁司特钠在哮喘和咳嗽变异性哮喘中的应用基础是因为这些患儿存在白三烯通路的异常高表达,这种高表达与感染无关。而呼吸道感染等引起的反复咳嗽其发生机制中并不一定都有相同的白三烯通路高表达。孟鲁司特钠并不是一个止咳药物,不加选择地在反复或慢性咳嗽患儿中使用孟鲁司特钠是欠妥当的。

(刘瀚旻)

参考文献

1. Fraga J C,Jennings R W,Kim P C W.Pediatric tracheomalacia.Semin Pediatr Surg,2016,25 (3):156-164.
2. 江沁波,刘玺诚,江载芳,等.小儿气管支气管软化症临床表现及纤维支气管镜诊断研究.中国实用儿科杂志,2002,17(05):277-279.
3. 夏宇,黄英,李渠北,等.纤维支气管镜诊治小儿气管支气管软化症 53 例分析.中华儿科杂志,2007,45(2):96-99.
4. 中华医学会儿科学分会呼吸学组慢性咳嗽协作组,《中华儿科杂志》编辑委员会.中国儿童慢性咳嗽诊断与治疗指南(2013 年修订).中华儿科杂志,2014,52(3):184-188.

病例 21

支气管肺发育不良致反复喘息

【病情介绍】

患儿,女,9个月,因"喘息、咳嗽6天"于2013年8月7日入院。

患儿入院前6天无明显诱因后出现喘息、气促,活动后加剧,伴咳嗽,无发热、吐泻、呼吸困难、口唇发绀等不适,未予特殊处理。5天前,患儿出现发热,最高体温为38.8℃,无寒战、抽搐,仍明显喘息、咳嗽,喉间可闻及痰响;遂至笔者医院急诊就诊,考虑"支气管肺炎",先后予头孢克洛胶囊口服、头孢哌酮他唑巴坦输注抗感染、氢化可的松抗炎等对症治疗后,患儿体温正常,喘息较前稍好转,咳嗽无明显缓解,伴痰不易咳出。患儿患病以来,精神食欲欠佳,小便量可。

既往史:患儿为第1胎第1产,为双胎之大,母亲37岁辅助生殖受孕,孕27周 $^{+1}$,因母亲"胎膜早破4天余"于产科自然分娩产出,出生体重940g,Apgar评分为7-9-9分,否认宫内窘迫、脐带绕颈、羊水粪染,生后立即转入新生儿科住院治疗86天,予肺泡表面活性物质、呼吸机辅助通气、抗感染等对症支持治疗;有创呼吸机治疗20天后继续氧疗至出院。出院诊断为"超低出生体重儿、早产儿、支气管肺发育不良(中重度)、新生儿肺炎、新生儿呼吸窘迫综合征"等。3月龄时患儿因"咳嗽、喘息"入院治疗,其后间断出现咳喘症状,至今反复4~5次。患儿无湿疹史,否认过敏性疾病史。其父母体健,否认家族中过敏性疾病及哮喘病史。

入院时体格检查:体温37.3℃,脉搏125次/min,呼吸45次/min,体重

6kg,急性病容,神志清楚,营养发育差,精神反应可,鼻翼扇动,轻度点头样呼吸,面色、口唇尚红润,无发绀,咽部充血,未见分泌物;气管居中,无三凹征,胸廓对称略饱满,双肺呼吸运动对称一致,呼吸音粗糙,可闻及广泛呼气相哮鸣音及痰鸣音;心音有力,心律齐,未闻及杂音;腹部、四肢及神经系统体格检查未见异常;未见杵状指。

实验室检查:血常规:WBC 9.7×10^9/L,N% 23.7%,L% 68.7%,EOS% 0.3%,HGB 125g/L,PLT 237×10^9/L。CRP 3mg/L。肝功能、肾功能、电解质、血气分析大致正常。呼吸道病毒七联检、肺炎衣原体抗体、肺炎支原体抗体阴性。痰培养示混合菌丛。心脏彩超未见异常。新生儿期胸部 CT(2012 年 12 月 26 日)双肺透光度降低不均匀,见斑片状、条索影、点结节影及磨玻璃样影,考虑双肺感染,伴间质性改变可能,支气管肺发育不良待排除;双侧胸膜增厚(图 21-1)。6 月龄复查胸部 CT(2013 年 4 月 27 日)示双肺斑片影,密度不均,边缘模糊,局部气肿,并见条索影,提示间质改变,考虑肺内感染(图 21-2);与旧片比较,肺内病灶有吸收,气肿加重,考虑支气管肺发育不良。潮气呼吸肺功能检测示阻塞性肺通气功能障碍。

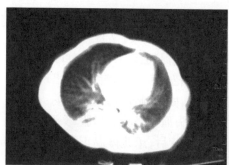
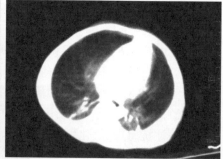

图 21-1 新生儿期胸部 CT

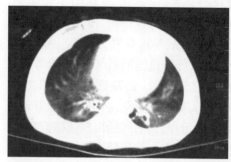
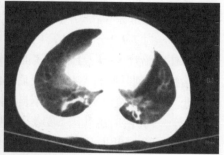

图 21-2 6 月龄复查胸部 CT

　　诊断：①支气管肺炎；②支气管肺发育不良。

　　治疗和转归：入院后予头孢吡肟抗感染、氢化可的松抗炎，布地奈德 1mg、复方异丙托溴铵 1.25ml 雾化吸入 b.i.d. 等对症治疗 10 天后好转出院。出院后患儿每月复诊 1 次，仍反复出现喘息发作，目前仍在随访中。

【重要提示】

　　1. 患儿，女，9 个月大，病程迁延。

　　2. 患儿系 27 周 $^{+1}$ 的超早早产儿，出生体重 940g，有胎膜早破病史，生后机械通气及氧疗时间超过 28 天。

　　3. 主要表现为反复咳嗽、喘息发作。

　　4. 胸部 CT 提示双肺间质性改变，提示支气管肺发育不良。

　　5. 潮气呼吸肺功能检测示阻塞性肺通气功能障碍。

【讨论】

　　支气管肺发育不良（bronchopulmonary dysplasia，BPD）是早产儿，尤其是胎龄 <28 周、出生体重 <1 000g 的超早或超低早产儿常见的呼吸系统疾病。随着超早或超低早产儿存活率增加，BPD 发生率逐年增加并成为婴幼儿期慢性呼吸系统疾病的主要病因[1]。

　　BPD 发生的基础是早产儿肺发育不成熟，同时原发性肺损伤（如呼吸窘迫综合征、感染性肺炎、吸入性肺炎）、高氧损伤、容量伤、气压伤、感染、继发性炎症损害（如氧自由基、炎症因子）等多种因素也参与了其发生[2]。其病理改变以肺发育停止及肺微血管发育不良为主要特征，表现为肺泡数目减少、体积增大、结构简单化，肺微血管形态异常，而肺泡和气道损伤以及纤维化较轻[3]。

　　反复咳嗽、喘息、低氧血症，甚至需要长期家庭氧疗是 BPD 患儿常见的临床表现。患儿反复喘息发作的机制尚不明确。有研究报道，与早产儿肺发育不成熟、高氧和机械通气引起肺损伤导致气道口径减小及气道高反应性等有关；随着年龄增长，机体抵抗力增强，呼吸功能逐渐发育，但气道结构异常可持续存在，甚至因反复气道炎症造成黏膜增生肥厚而加重管腔狭窄，导致喘息发生率不降反升[1]。临床上，可采用 <3mm 薄层 CT 扫描以发现早期或各种间质性病变来提高 BPD 的诊断率，其主要特征为双肺野呈磨玻璃状改变、多灶充气过度，如小囊状影（薄壁）或网格状影（壁厚），纹理增粗、紊乱，条状密度增高影和胸膜增厚等，病变多发生在两下肺，常呈对称性，而囊状透亮影标志着病程进入慢性阶段[1,4]。同时患儿肺功能通常表现为小气道阻塞、低肺容量时

呼气流速降低、呼吸频率增快和气道高反应性[1,4]。

（杨　琳　陈莉娜）

【评析】

基于喘息症状的发作和缓解年龄，临床上可将婴幼儿喘息分为早期一过性喘息、持续性早期喘息和迟发性喘息，其中：早期一过性喘息患儿与早产、父母吸烟有关，喘息症状大多于 3 岁内消失，喘息原因与肺发育延迟相关；持续性早期喘息患儿往往于 3 岁前起病，咳喘与病毒感染相关，症状可持续到学龄期，患儿在 8~9 岁可被观察到肺功能的降低；迟发性喘息患儿多有特应性体质，喘息可延至成人期，患儿具有典型哮喘病理特征[5]。

本例患儿系早产儿、具备支气管肺发育不良的临床特征，反复喘息与早产儿肺发育不良有关[6]。此外，该类患儿因为反复呼吸道感染引起咳嗽、喘息，也可导致气道慢性炎症和气道高反应性增高，需要密切随访其肺功能变化。如该例患儿的治疗方案，急性期积极抗感染、抗炎，雾化吸入布地奈德、复方异丙托溴铵舒张支气管，症状好转后继续采用雾化吸入治疗，观察随访至 3 岁，喘息是否缓解，如果喘息症状消失，该例患儿就属于早产、支气管肺发育不良引起的早期一过性喘息。建议在随访中同时注意患儿有无过敏体质的表现。

（刘恩梅）

参考文献

1. 犹景贻 .121 例支气管肺发育不良患儿 2 岁内再入院的临床分析 . 中国当代儿科杂志，2017，19（10）：1056-1060.
2. 陈超 . 早产儿支气管肺发育不良的病因及危险因素 . 中国实用儿科杂志，2014，29（1）：5-7.
3. 常立文 . 早产儿支气管肺发育不良的诊治及管理 . 中国实用儿科杂志，2014，29（1）：1-4.
4. 周文浩 . 早产儿支气管肺发育不良远期结局 . 中国实用儿科杂志，2014，29（1）：18-23.
5. 中华医学会儿科分会呼吸学组，《中华儿科杂志》编辑委员会 . 儿童支气管哮喘诊断与防治指南 2016 年版 . 中华儿科杂志，2016，54（3）：167-170.
6. Voynow JA. "New" bronchopulmonary dysplasia and chronic lung disease.Paediatr Respir Rev，2017，24 ：17-18.

病例 22

气道软骨环畸形并右肺未发生

【病情介绍】

患儿，男，2岁5个月，因"咳嗽、喘息3天"于2014年12月2日入院。入院前3天患儿受凉后出现阵发性咳嗽，偶咳白色黏液痰，伴喘息，无发绀、发热、呕吐、腹泻等，遂至四川大学华西第二医院门诊就诊，予美洛西林舒巴坦（0.625g，iv.gtt，b.i.d.）、氢化可的松（50mg，iv.gtt，b.i.d.）、复方异丙托溴铵吸入溶液、布地奈德混悬液雾化等抗感染及对症治疗3天，患儿咳嗽、喘息症状无明显好转。自患病以来，精神可，食欲佳，大小便未见异常，体重无明显改变。

既往史：患儿为第3胎第1产，足月顺产，出生体重2 100g，出生时无窒息复苏抢救史。生后3天因"呼吸急促"于成都市妇女儿童中心医院完善胸片示"右肺缺如，右位心"；后至笔者医院随访，反复因"咳嗽、喘息"住院或门诊治疗，每1~3个月发作1次。患儿生后不久即出现喉喘鸣，感染后加重。否认过敏病史，否认外伤史及手术史。否认异物吸入、结核接触史。患儿父母体健，否认哮喘病史及先天性畸形家族史。按计划预防接种。

入院时体格检查：体温36.6℃，脉搏125次/min，呼吸38次/min，体重10kg。急性病容，神志清楚，营养欠佳，全身皮肤色泽正常，未见皮疹、皮下出血，全身无水肿。口唇红润，未见杵状指，右侧胸廓塌陷，双肺呼吸运动不对称，右肺呼吸动度降低，右肺呼吸音减弱，左肺可闻及中粗湿啰音及哮鸣音。心尖搏动位于右侧，心音有力，心律齐，未闻及杂音。腹部及神经系统体格检查未见特殊异常。

实验室检查: 血常规示: WBC 18.3×10^9/L, N%38%, HGB 143g/L, PLT 386×10^9/L, CRP <1mg/L。肝功能、肾功能、电解质、血气分析正常。呼吸道病毒七联检查、肺炎衣原体抗体、肺炎支原体抗体均阴性。痰培养示混合菌丛生长。体液免疫、细胞免疫、输血免疫检查、染色体 G 显带、TORCH 检查均未见异常。胸部彩超示双侧胸腔未见明显积液。心脏彩超示心脏位于右侧胸腔,心尖指向左侧内脏,心房正位,左室收缩功能测值正常。

胸部大血管 CTA 成像(2013 年 5 月 22 日): 右肺未见显示,未见右侧支气管分支,纵隔右偏,提示右肺未发生;左肺炎症;左肺代偿性肺气肿;心脏及大血管未见异常(图 22-1)。

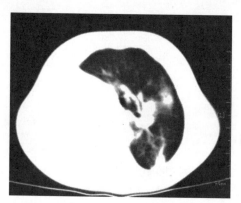

图 22-1 胸部 CT 示未见右侧肺组织,
左肺炎症伴代偿性肺气肿

支气管镜检查(2014 年 1 月 22 日): 直径 4mm 气管镜进镜困难,直径 2.8mm 气管镜进镜顺利,气管自声门下全程狭窄,见"O"形软骨环,气管隆突光滑,未见右主支气管开口,气管、左主支气管及各分支通畅,黏膜充血水肿,各管腔内见较多白色黏稠分泌物。肺泡灌洗液检查示: 蛋白定性阴性,有核细胞数 47×10^6/L, N%74%, L%7%, M%5%, 间皮细胞 12%, EOS%2%。镜下诊断: 先天性气管狭窄,全程气管软骨环,右肺未发生,肺部感染。

诊断: ①支气管肺炎;②先天性气管狭窄;③全程气管软骨环;④右肺未发生。

治疗和转归: 入院后予鼻导管低流量吸氧、美洛西林钠舒巴坦抗感染、氢化可的松抗炎、盐酸氨溴索祛痰、布地奈德混悬液、复方异丙托溴铵吸入溶液雾化等对症治疗 6 天后,患儿咳嗽、喘息明显好转,肺部啰音消失,好转出院。出院后患儿每月复诊 1 次,仍反复肺部感染,目前仍在随访中(图 22-2)。

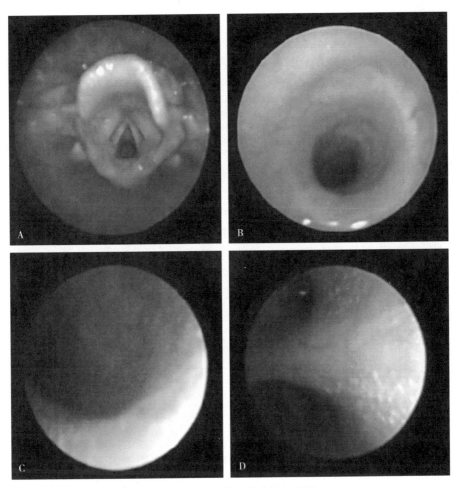

图 22-2　支气管镜检查镜下所见

A. 喉部及会厌正常；B. 气管环畸形；C. 隆突处右主支气管缺如，
仅见左主支气管；D. 左上、下叶支气管开口正常

【重要提示】

1. 患儿，男，2 岁 5 个月，起病早，病程长，生后 3 天胸片检查即发现"右肺缺如"。

2. 以反复咳嗽、喘息为主要表现，生长发育落后。

3. 支气管镜下发现气管狭窄、全程气管软骨环、右主支气管缺如。

4. 胸部大血管 CTA 成像发现右肺未见显示，未见右侧支气管分支，心脏及大血管未见异常。

【讨论】

气管软骨环,又称"O"形气管环,尽管发生率低,但仍然是造成儿童气管狭窄最常见的原因之一[1]。健康人的气管由背侧的膜部及腹侧的软骨部组成,软骨呈"C"形;而气管软骨环患者的软骨为完整的"O形",无膜部及气管肌肉。文献报道气管软骨环分为4种类型,包括:①软骨环近端相对通畅,靠近隆突的远端狭窄;②直径相近的完整长段软骨环,类似"烟囱"形气道;③通常在气管中段、狭窄部较短的软骨环;④气管软骨环合并气管性支气管[2]。本病例气管软骨环属于第2种类型。

气管软骨环患儿通常在婴儿早期即可表现出症状,包括呼吸困难、喉鸣、胸壁凹陷、呼吸暂停、发绀等,严重者可危及生命;随着年龄增长,患者出现反复咳嗽、喘息、呼吸道感染等[1]。此外,气管软骨环患儿常常合并其他发育异常,如肺发育不全或未发生以及先天性心血管畸形,造成患儿生长发育落后、营养不良、运动不耐受、反复感染等。极少数患儿临床症状轻,至成年后才有表现。

支气管镜检查是诊断气管软骨环的"金标准",镜下可直接观察气管的结构、走行及分支开口情况。可采用硬镜或软镜进行检查,但需选择尺寸合适的气管镜,避免造成气道黏膜的机械损伤甚至气管破裂。

(杨 琳 陈莉娜)

【评析】

婴幼儿喘息是临床上常见的症状,引起喘息的原因很多,临床医师需要进行鉴别诊断。本病例是一位2岁5个月的男孩,主诉是"咳嗽、气喘3天余",经抗感染平喘雾化吸入治疗无效。既往史发现患儿生后3天就出现反复气喘,胸片示"右肺缺如,右位心"。入院后胸部大血管CTA成像发现右肺未见显示,未见右侧支气管分支,心脏及大血管未见异常。支气管镜检查发现除右肺未发生外,还存在先天性气管狭窄,全程气管软骨环。

气管软骨环是一种罕见的先天性气道畸形,表现为病变部位正常的"C"形气管软骨环在后方融合,从而代替气管正常的膜部部分,形成"O"形气管软骨环[3]。完全性气管环会造成气道狭窄,严重的在新生儿期及婴儿期就出现严重的呼吸困难继而危及生命,临床处理有一定的风险及困难。年长儿可以表现为反复呼吸道感染、咳嗽、气喘,临床容易误诊[4]。支气管镜检查是诊断的"金标准"。

本病例患儿生后3天就出现反复喘息,胸部X线检查提示有右肺缺如及右位心。但该诊断并不能解释反复喘息的存在,支气管镜检查后才发现有气管狭窄、气管软骨环的存在。提示临床对于反复喘息治疗效果不好的患儿，如临床诊断不明确，应尽早进行支气管镜检查。

该病例的主诉有不当之处：患儿有气管软骨环，气管狭窄，平时活动后应该可有一定程度的喘息存在，"咳嗽、气喘 3 天余"的主诉与最后确诊的先天性气管发育异常的诊断不相吻合。

（赵德育）

参考文献

1. Schweiger C, Cohen AP, Rutter MJ.Tracheal and bronchial stenoses and other obstructive conditions.Journal of thoracic disease, 2016, 8 (11): 3369-3378.
2. Rutter MJ, Cotton RT, Azizkhan RG, et al.Slide tracheoplasty for the management of complete tracheal rings.Journal of pediatric surgery, 2003, 38 (6): 928-934.
3. 张静, 殷勇, 张磊, 等 . 儿童先天性完全性气管环的临床及诊治特点 . 临床儿科杂志, 2011, 29 (2): 114-117.
4. 赵德育, 段庆宁 . 婴幼儿喘息的病因及分析 . 中国小儿急救医学, 2017, 24 (12): 898-901.

病例 23

囊性纤维化合并变应性支气管肺曲霉菌病

【病情介绍】

患儿，男，12岁11个月，因"反复咳嗽、喘息7年，再发2周"入院。7年来患儿无明显诱因反复咳嗽、喘息，运动后明显，秋冬及季节变换易发作，主要表现为阵发性咳嗽，夜间明显，伴晨起咳痰，咳出少量黄绿色或白色黏痰，无血丝及异味，伴喘息，运动后明显，无呼吸困难，多次于当地医院间断输注及口服抗生素，予沙丁胺醇吸入喷雾剂吸入治疗后，病情可缓解，出院后患儿未予规律系统治疗，仍间断有咳嗽咳痰，运动后出现喘息，运动耐受差。2周前患儿再次出现上述表现，性质同前，为求进一步治疗，就诊笔者医院。患儿自发病以来，精神状态良好，食欲、睡眠情况良好，大小便正常。

既往史：患儿系足月顺产，新生儿期无异常。否认手术、外伤、输血史，既往查过敏原提示"鸡蛋、尘螨"过敏，春天易患皮疹，无过敏性鼻炎，婴幼儿期无呛奶、异物吸入，否认鸽子接触及粉尘吸入。患儿父亲有过敏性鼻炎、皮肤过敏情况，否认湿疹、哮喘等病史；母亲体健，否认过敏性鼻炎、湿疹、皮肤过敏、哮喘等病史。

入院时体格检查：体温36.8℃，呼吸28次/min，脉搏88次/min，血压112/74mmHg，体重30kg，身高1.46m；BMI14.074kg/m^2。神志清楚，精神反应可，体型消瘦，呼吸平稳，无吸气性三凹征，无皮疹，可见卡疤，全身未触及浅表淋巴结肿大，咽部充血，双侧扁桃体Ⅱ度肿大，双肺呼吸音粗，可闻及散在哮鸣音。心音有力，心律齐，未闻及病理性杂音。腹平软，无压痛、反跳痛，肝脾不大，肠鸣音正常。杵状指阴性。

  实验室检查:血常规:WBC 16.07×10^9/L,N%64.0%,L%22.8%,EOS%12.8%,HGB 147g/L,PLT 256×10^9/L;CRP:9mg/L。总蛋白 82.4g/L;球蛋白 45.8g/L;脂肪酶 93.8U/L;淀粉酶、肝功能、离子正常。过敏原:点青霉、分枝孢霉、烟曲霉、黑曲霉、交链孢霉(++)。Ig 系列:免疫球蛋白 A 6.74g/L,免疫球蛋白 G 22.6g/L,免疫球蛋白 M 3.13g/L,免疫球蛋白 E 7 780U/ml。α_1- 抗胰蛋白酶 1.55g/L。霉菌筛查 IgE 定量检测:烟曲霉(++++)29.3kU/L,链格孢(+++)3.83kU/L。

  痰细菌培养:铜绿假单胞菌(头孢他啶及头孢哌酮舒巴坦等均敏感)。痰涂片可见菌丝,痰真菌及结核分枝杆菌培养阴性。支气管镜检查:广泛黏稠分泌物阻塞。

  FeNO:在参考范围内。肺通气功能:混合性通气功能障碍(重度阻塞,中度限制)。汗液试验:氯离子 99mmol/L(升高),支持囊性纤维化。胸部 CT:双肺多发支气管扩张,并可见片絮、磨玻璃密度影及条索影(图 23-1)。鼻窦 CT 提示双上颌窦炎。腹部 B 超提示胰腺回声粗糙、增强。基因分析报告:*CFTR* 基因复合杂合突变(c.263T>G,c.595C>T)。

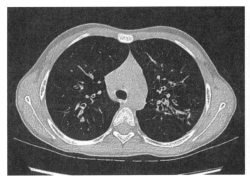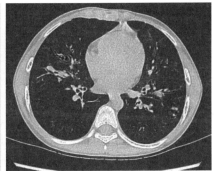

图 23-1　胸部 CT

  诊断:①囊性纤维化;②变应性支气管肺曲霉病;③营养不良。

  治疗和转归:入院后加强呼吸道管理并给予雾化抗炎平喘,予头孢哌酮舒巴坦针静脉滴注抗感染,支气管灌洗治疗。入院第 4 天,根据患儿病史特点及辅助检查诊断囊性纤维化及变应性支气管肺曲霉菌病,予补充脂溶性维生素,阿奇霉素、醋酸泼尼松片抗炎,伊曲康唑抗真菌,补充胰酶,5% 高渗盐水雾化及体位引流促进痰液排出。请营养科调整饮食等治疗,病情好转出院,定期门诊随诊。

【重要提示】

1. 患儿,男,12 岁,病史长达 7 年,体型消瘦。
2. 主要表现为咳嗽、咳痰,晨起咳痰显著,伴喘息。
3. 痰细菌培养提示铜绿假单胞菌,痰涂片可见菌丝。
4. 肺 CT 提示双侧支气管扩张。
5. 鼻窦 CT 提示鼻窦炎。
6. 脂肪酶升高,胰腺 B 超提示胰腺回声粗糙、增强。
7. 嗜酸性粒细胞、免疫球蛋白 E、烟曲霉特异性 IgE 明显升高。
8. 汗液试验 99mmol/L 升高。

【讨论】

囊性纤维化(cystic fibrosis,CF)是常染色体隐性遗传病,是位于 7 号染色体长臂上的囊性纤维化跨膜传导调节因子(cystic fibrosis trays membrane conductance regulator,CFTR)基因突变导致的遗传病[1,2]。CFTR mRNA 编码的跨膜糖蛋白是 cAMP 或 PKA 依赖的氯离子通道,*CFTR* 基因广泛分布在各脏器,肺、肝、胰腺、肠道、生殖腺等器官分布的 CFTR 氯离子通道直接参与 CF 病理生理过程。CFTR 蛋白缺陷引起呼吸道、肠道、胰腺和生殖腺等器官上皮细胞氯离子通道功能异常,导致相应部位的腺管被黏稠分泌物堵塞所引起一系列症状[3]。

CF 是多系统疾病,但以呼吸系统损害最为突出,典型特征是呼吸道上覆黏稠、增厚的黏液,导致呼吸困难及反复感染。咳嗽是最常见的表现,晨起及运动后明显,可伴有喘息,随着肺部病变缓慢进展,逐渐出现运动不耐受、呼吸短促、生长发育不良。进行性的阻塞性肺病引起支气管扩张和呼吸衰竭。由于小气道阻塞,CF 早期肺 CT 表现为过度充气,随着病情进展出现"双轨征"及支气管扩张、马赛克灌注征表现。

CF 的诊断依靠汗液定量检测试验、临床特征、家族史及基因检测结果。2008 年美国囊性纤维化基金会(Cystic Fibrosis Foundation,CFF)出版了婴幼儿及成人的 CF 诊断标准:临床考虑 CF(呼吸道、胃肠道或泌尿生殖道症状)合并汗液试验阳性(Cl ≥ 60mmol/L)即可诊断。若汗液试验为 40~59mmol/L,需基因检查有 2 个 CF 突变方可诊断[4]。

CF 确诊后需要给予全面的治疗,肺部治疗包括清除气道分泌物并控制感染。高渗盐水雾化能够改善纤毛功能,联合拍背及体位引流可以有效清除气道分泌物。存在急性肺部感染时积极给予抗生素治疗,可有效减少肺损伤。CF 患者可伴变应性支气管肺曲霉菌病(allergic bronchopulmonary aspergillosis,ABPA),这类患者需要长期应用糖皮质激素治疗,对于难治性 ABPA 需要口服抗真菌药物。90% 的 CF 患者胰腺外分泌功能丧失,脂肪和蛋白质消化吸收不足,存在营养不良,所以营养治疗十分重要。胰酶替代、补充维生素及矿物质、给予高热卡饮食,以保证正常生长发育。预防感染,应防止接触耐甲氧西林金黄色葡萄球菌、铜绿假单胞菌等病原。

除了个别有严重肺部疾病的婴儿 CF 患者外,多数 CF 患者能够生存至成年,有数据显示本病的存活中位年龄为 37 岁。随着近年来对 CF 的认识提高,针对个别纯合突变有特效治疗方法,本病生存率明显提高。

(吴小会)

【评析】

囊性纤维化(cystic fibrosis,CF)是高加索人种最常见的常染色体隐性遗传性疾病之一,婴儿发病率约为 1/3 500,近年来非高加索人婴儿的发病率也在逐渐增加[3,4]。随着对该病认识的提高及基因检测技术的发展,我国报道 CF 病例也有所增加[5]。CF 主要表现为慢性、进行性阻塞性肺疾病,常伴其他系统受累。生长发育迟缓,伴有慢性胃肠道和 / 或呼吸道疾病是该病的典型临床表现。任何有以下表现的患儿都应该考虑 CF 的可能,包括慢性腹泻、反复呼吸道感染(尤其伴支气管扩张症和杵状指)。

慢性气道感染和炎症反复急性加重,将会导致气道结构破坏[6]。CF 最主要的特征是黏液分泌过多和气道阻塞,导致肺不张、肺含气量增加及通气血流比例失调。由于黏液栓堵塞,可导致患儿反复喘息。该患儿反复咳嗽、喘息已有 7 年,最后经基因检查确诊为 CF。

该患儿同时合并变应性支气管肺曲霉菌病(allergic bronchopulmonary aspergillosis,ABPA),有报道在诊断为 CF 的患者中,ABPA 的发生率为 0.9%~20%[7]。ABPA 的临床表现为反复喘息、咳嗽、咳痰(约 50% 患者咳棕色痰栓)、咯血、发热、头痛、胸痛等,喘息发作时双肺多可闻及哮鸣音,肺浸润局部可闻及湿啰音,晚期多有发绀及杵状指。由于有不同程度的支气管扩张和大量的黏液栓形成,ABPA 患者常会发生反复的细菌感染,继发细菌感染时常有发热以及咳嗽、喘息的加重[8]。这些表现都和 CF 相似,因此要互相鉴别,当然也要注意两者有合并存在的可能。

CF 还可以合并哮喘,而哮喘也可并发 ABPA。该患儿反复咳嗽喘息 7 年,沙丁胺醇吸入溶液吸入后症状能缓解,肺功能提示混合性通气功能障碍(重度阻塞,中度限制),因此,该患儿是否同时有哮喘值得关注,建议在病情稳定期行支气管舒张试验判断气流阻塞是否有可逆性。

（张海邻）

参考文献

1. Rowe SM,Hoover W,Solomon GM,et al.Cystic Fibrosis//Broaddus VC,Mason RJ,Erns JD,et al.Murray and Nadel's Textbook of Respiratory Medicine.Philadelphia,Pennsylvania：W.B.Saunders,2016：822-852.e17.

2. Egan ME,Green DM,Voynow JA.Cystic Fibrosis//Kliegman RM,Stanton B,Geme JS,et al.Nelson Textbook of Pediatrics.Philadelphia,Pennsylvania：Elsevier,2016：2282-2297.

3. Scanlin TF.Cystic fibrosis//Fleisher GR,Ludwig S,Henretig FM,eds.Textbook of Pediatric Emergency Medicine.Philadelphia,PA：Lippincott Williams & Wilkins,2006：1161-1166.

4. Paranjape SM,Mogayzel PJ Jr.Cystic fibrosis.Pediatr Rev,2014,35(5):194-205.

5. 王昊,徐保平,申昆玲.囊性纤维化及中国儿童特点.首都医科大学学报,2016,37(5)：588-592.

6. Ratjen F,Doring G.Cystic fibrosis.Lancet,2003,361：681-689.

7. Ritz N,Ammann RA,Casaulta Aebischer C,et al.Risk factors for allergic bronchopulmonary aspergillosis and sensitization to Aspergillus fumigatus in patients with cystic fibrosis.Eur J Pediatr,2005,164：577-582.

8. 邹宇芬,张海邻,李昌崇.变态反应性支气管肺曲菌病诊治进展.中华儿科杂志,2009,47(7):556-558.

病例 24

原发性纤毛运动障碍合并支气管哮喘

【病情介绍】

患儿,男,9 岁,因"反复咳嗽 2 年余,加重伴喘息 4 个月余"于 2017 年 9 月 19 日入院。2 年前,患儿着凉后出现咳嗽,以白天明显,咳痰,可咳出黄色脓痰,未给予重视及治疗。1.5 年前患儿因咳嗽、咳脓痰、发热在外院以"肺炎"住院治疗 3 次,期间给予"头孢哌酮钠舒巴坦钠"等输液治疗,好转出院,此后患儿仍反复咳嗽、咳黄绿脓痰,量较多,无血丝等。4 个月前患儿咳痰加重,伴喘息,胸部 CT 示(图 24-1):右肺中叶实变合并右肺中叶支气管轻度扩张,诊断支气管哮喘及右肺中叶不张,反复给予抗生素治疗,咳痰及喘息及肺部影像学改变仍无明显好转,遂来笔者医院就诊。

患儿自发病来,神志清楚,精神反应一般,食欲一般。

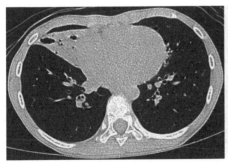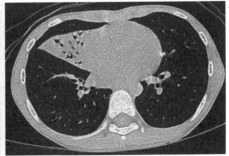

图 24-1　右肺中叶不张合并支气管扩张

既往史:患儿为第 1 胎第 1 产,足月剖宫产,出生体重 3.8kg,出生时健康。生后 42 天 ~4 岁期间反复呼吸道感染,体质较差,有过敏性鼻炎 9 年病史,否认湿疹、皮肤过敏及食物、药物过敏史。父亲鼻炎病史 7~8 年,否认湿疹、哮喘等病史;母亲体健,否认过敏性鼻炎、湿疹、哮喘等病史;有 1 个弟弟,鼻炎病史 4 年。

入院时体格检查:体温 36.3℃,呼吸 23 次 /min,脉搏 102 次 /min,体重 27kg,身高 132cm;BMI15.5kg/m^2。神志清楚,精神欠佳,无杵状指。呼吸平稳,未见鼻翼扇动及吸气性三凹征,双肺叩诊呈清音,双肺呼吸音粗,可闻及少许痰鸣音及喘鸣音,未闻及胸膜摩擦音。腹平软,无压痛、反跳痛,肝脾无肿大。

实验室检查:血常规:WBC 4.62×10^9/L,N%41.2%,L%55.8%,HGB 131g/L,PLT 27×10^9/L。CRP:<8mg/L。肝肾功、心肌酶正常。脂肪酶 8.5U/L,淀粉酶 62U/L,正常;Ig 系列、CD 系列正常。混合组 20 项过敏原筛查:提示尘螨(+++)。

痰细菌培养:肺炎链球菌(++)(中量),对青霉素敏感;痰真菌培养阴性,涂片未见菌丝及孢子。

肺通气功能:FEV$_1$ 减低,PEF 减低,提示轻度阻塞性通气功能障碍。支气管舒张试验:FEV$_1$ 提高 19%,PEF 提高 32%,FVC 提高 5.3%,结论:舒张试验阳性。

纤维支气管镜检查:右肺各支开口位置正常,黏膜粗糙、肿胀,有白色分泌物附着,右中、右下局部灌洗见条絮状分泌物吸出,管壁毛糙,纵行皱襞明显。镜下诊断:气管支气管内膜炎症。

支气管纤毛电镜活检:表面被覆不完整的假复层纤毛柱状上皮,细胞间连接复合体存在。纤毛排列紊乱、稀疏,纤毛横断面微管排列呈 9+2,偶见 8+2 排列。大部分内侧及外侧短臂缺如或短小,轮辐结构不清,未见联体纤毛及多角性纤毛。病理诊断:病变较符合原发性纤毛运动障碍。

鼻一氧化氮呼气测定:37.3ppb(参考值 >200ppb)。

副鼻窦 CT 平扫:副鼻窦炎。

腹部超声及心脏彩超未见异常。

基因检测:*DNAH5* 基因提示符合杂合突变(c.6647 de1A,c.8029c>T)(*DNAH5* 基因是原发性纤毛运动障碍 3 型或不伴内脏转位的致病基因)。

诊断:①原发性纤毛运动障碍;②右肺中叶不张合并支气管扩张;③支气管哮喘;④鼻窦炎。

治疗和转归:入院后予雾化平喘抗炎,并给予高渗盐水 q.8h. 雾化吸入稀释痰液和体位引流及支气管镜灌洗治疗,阿奇霉素静脉滴注抗炎减轻气道黏液高分泌,患儿咳痰及喘息明显减轻,出院后加用布地奈德福莫特罗粉吸入剂 1 吸 /次,2 次 /d;并给予桉柠蒎肠溶软胶囊促进纤毛摆动排痰等,门诊定期随诊。

【重要提示】

1. 患儿,男,9 岁,病史长达 2 年余。
2. 主要表现为反复咳嗽、咳脓痰,病程后期伴喘息。
3. 过敏性提示尘螨(+++)。
4. 肺通气功能存在轻度阻塞性通气功能障碍,支气管舒张试验阳性。
5. 鼻一氧化氮呼气测定明显低于正常。
6. 肺 CT 提示右肺中叶不张合并支气管扩张。
7. 鼻窦 CT 提示副鼻窦炎。

【讨论】

原发纤毛运动障碍(primary ciliary dyskinesia,PCD)为一类以基因突变所致纤毛结构异常与功能障碍为基础的一类主要累及呼吸系统的罕见疾病[1]。

纤毛的功能障碍,导致中耳、鼻窦、下气道等器官的纤毛清除分泌物功能受损,引起中耳炎、慢性鼻窦炎、支气管炎、肺炎等气道感染。反复感染导致气道阻塞、肺不张、支气管扩张等。约 50% 的 PCD 伴有全身内脏转位(Kartagener 综合征)[2]。其他还有男性不育、女性异位妊娠、先天性复杂性心脏病、脑积水、视网膜色素病变、多囊肾、胆囊炎等临床表现。

实验室一般检查:PCD 儿童肺部病原主要包括流感嗜血杆菌、金黄色葡萄球菌、肺炎链球菌等;一旦支气管扩张严重,则以铜绿假单胞菌为主[1]。几乎所有 PCD 患儿鼻窦 CT 均可见鼻窦炎,肺部 CT 表现为支气管壁增厚、黏液阻塞、肺不张、支气管扩张,好发于中下叶。

目前尚无统一的 PCD 诊断标准,也无单一的检测手段可确诊 PCD。PCD 的诊断依靠临床特征、家族史、鼻一氧化氮呼气测定(nasal nitric oxide,nNO)、电镜检查纤毛超微结构、基因检测、高速视频显微镜纤毛运动检查等[3],阳性检查结果越多,该病确诊准确性越大。

PCD 患儿 nNO 极低,占正常值 10%~20%,国际推荐为 <200ppb。PCD 患儿纤毛超微结构缺陷,大多数是外侧动力蛋白臂(ODA;38.5%)的缺失或缩短,或与内部动力蛋白臂(IDA)缺陷(10.5%)相结合的 ODA 缺陷。单独的 IDA 缺陷较为少见。迄今为止有 30 余个致病基因被发现,其中 DNAI1 和 DNAH5 突变见于 38% 该病患者。此外,在高速视频显微镜下分析纤毛摆动频率及波形,国际上推荐纤毛摆动频率低于 11Hz 为临界值。

PCD 确诊后应长期治疗,改善气道清除功能应作为长期治疗的基础。如:体位引流、拍背吸痰、高渗盐水雾化等。抗生素主要用于 PCD 急性呼吸道症状加重期。咳嗽、咳痰、呼吸频率、呼吸做功以及 $FEV_1\%$ 预计值下降的急性变化是 PCD 病情加重的可靠标志。用药可参考既往呼吸道微生物学检测结果。当 PCD 患儿合并哮喘时,可联合使用吸入激素、长效支气管舒张剂。口服激素可用于 PCD 合并哮喘或过敏性支气管肺曲霉菌病;当 PCD 合并免疫缺陷时,需输注免疫球蛋白。

所有 PCD 患儿均应该定期随访,早期发现和诊治,预防并发症的发生,一般可保持较好的生活质量。部分患儿出现进行性加重的支气管扩张,导致严重肺部疾病和呼吸衰竭。

（王兴兰）

【评析】

这是一个年长患儿,其临床特点:慢性湿性咳嗽,表现为咳脓性痰,伴有喘息、右肺中叶不张和支气管扩张,并有反复肺炎病史。这很容易令临床医师联想到该患儿可能存在呼吸系统局部的结构或功能异常,也可能存在先天性免疫缺陷。那么与之最相符的也是较为罕见的一个疾病就是原发性纤毛运动障碍(PCD),其发病年龄不同临床表现也有不同,儿童期发病者主要表现为慢性湿性咳嗽、咳脓痰,中叶不张和支气管扩张,分泌性中耳炎、持续性耳漏和传导性耳聋,慢性全鼻窦炎和鼻息肉[4]。诊断本病时应排除以下疾病,如常见的肺结核、支气管异物、难治性哮喘、反复吸入性肺炎等,少见的肺囊性纤维化(CF),先天性免疫缺陷病、变应性肺曲霉菌病(ABPA)和气道的良性肿瘤等[5]。因此,详细的询问病史和相应的辅助检查是必不可少的,如鼻窦 CT、免疫功能的检查、肺功能、过敏原的检测、纤维支气管镜等,有条件时还应做汗液试验、纤毛运动分析、鼻一氧化氮呼气(nNO)测定,诊断更依赖于电镜检查纤毛超微结构和基因检测。本例患儿进一步检查鼻窦 CT 提示副鼻窦炎,鼻一氧化氮呼气测定明显低于正常,支气管纤毛电镜活检以动力蛋白臂缺失为主,基因检测提示 DNAH5 基因符合杂合突变,故诊断 PCD 成立。

有意思的是,该患儿的喘息症状是否能用 PCD "一元论" 解释呢? 文献报道 PCD 患儿可有喘息的症状,还有 PCD 误诊为哮喘的病例报道[6],严重哮喘患儿亦存在黏液纤毛清除功能障碍和结构损伤[7],但该患儿既往有过敏性鼻炎的病史,过敏原检查尘螨过敏,最重要的是肺通气功能检查提示轻度阻塞性通气功能障碍、支气管舒张试验阳性,因此应考虑支气管哮喘的诊断,并应随访观察抗哮喘治疗的疗效确定诊断,遗憾的是作者在文中未提供详细的随访资料。

（蔡栩栩）

参考文献

1. Kurkowiak M,Zietkiewicz E,Witt M.Recent advances in primary ciliary dyskinesia genetics. J Med Genet,2015,52(1):1-9.

2. Boon M,Smits A,Cuppens H,et al,Primary ciliary dyskinesia:critical evaluation of clinical symptoms and diagnosis in patients with normal and abnormal ultrastructure.Orphanet J Rare Dis,2014,9:11.

3. Lucas JS,Barbato A,Collins SA,et al.European Respiratory Society guidelines for the diagnosis of primary ciliary dyskinesia.Eur Respir J,2017,49(1).

4. 中华医学会儿科学分会呼吸学组疑难少见病协助组,国家呼吸系统疾病临床医学研究中心,《中华实用儿科临床杂志》编辑委员会.儿童原发性纤毛运动障碍诊断与治疗专家共识.中华实用儿科临床杂志,2018,23(2):94-99.

5. Unkle DW,King KA,et al.A 15-year old girl with asthma and lower lobe bronchiectasis. Allergy Asthma Proc,2015,36(1):82-86.

6. Hosoli K,Fujisawa T,Masuda S,et al.A case of primary ciliary dyskinesia who had been treated as asthma.Arerugi,2010,59(7):847-854.

7. Thomas B,Rutman A,Hirst RA,et al.Ciliary dysfunction and ultrastructural abnormalities are features of severe asthma.J Allergy Clin Immunol,2010,126(4):722-729.

病例 25

双主动脉弓病

【病情介绍】

患儿,男,4岁7个月,因"反复咳喘4年余,再发咳喘2周,发热4天"于2015年4月20日入院。入院前4年余,患儿出现反复咳喘,当地诊断为支气管哮喘,雾化治疗后可缓解,但经正规治疗后,平时活动后仍有轻微咳嗽、喘息。入院前2周患儿再次出现咳嗽、轻微喘息,晨起明显,并咳出白色黏液痰。入院前4天,患儿出现发热,最高体温38.5℃,无寒战、抽搐,咳嗽较前无明显好转,于当地医院就诊,查血常规:WBC 12.44×10⁹/L,N%74.4%,L%20.7%,HGB 127g/L,PLT 266×10⁹/L。胸片示右下肺肺炎伴右肺气肿;气管中下段右侧见局限性凸起;异物不除外,为求进一步诊治,以"肺炎、气管异物?"收入院。患儿自发病以来,精神状态尚可,食欲、睡眠情况尚可,否认异物吸入史,体重增长可,大小便外观无异常。

既往史: 患儿系足月剖宫产(羊水过少),否认生后窒息缺氧史。患儿有较重的湿疹史。外院行过敏原检测示蘑菇、面酱、木耳、猫毛、狗毛等过敏。患儿父母及祖父均有皮肤过敏史。

入院时体格检查: 体温36℃,呼吸27次/min,脉搏110次/min,血压90/60mmHg,神志清楚,精神反应可,全身浅表淋巴结未触及肿大,咽充血,双侧扁桃体无肿大。未见鼻翼扇动及吸气性三凹征。两肺呼吸音粗,可闻及散在痰鸣音及哮鸣音。心律齐,心音有力,无杂音。腹部软,无压痛反跳痛,肝脾肋下未触及。未见杵状指。

实验室检查：血常规：WBC 9.94×10^9/L，N%48.4%，L%45%，M%4.8%，HGB 129g/L，PLT 384×10^9/L，CRP<8mg/L。生化全项：肝肾功能、心肌酶未见异常。Ig 系列、CD 系列未见明显异常。心脏彩超及腹部 B 超未见明显异常。

电子支气管镜检查：气道受压向内凹陷，气管支气管内膜炎症，未见支气管异物。肺部增强 CT+ 血管重建(图 25-1、图 25-2)：右肺少许炎症并条状不张，两肺轻度过度充气；双主动脉弓，局部气管受压变细；左侧头臂静脉分两支汇入右侧头臂静脉，其中一支位于主动脉弓下。

支气管舒张试验：阳性。

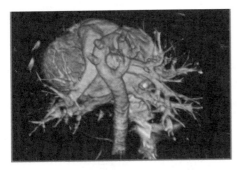

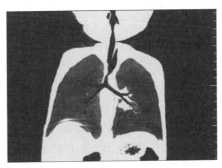

图 25-1 肺部增强 CT+ 血管重建示双主动脉弓

图 25-2 肺部增强 CT+ 三维重建显示局部气管受压变细

诊断：①肺炎；②双主动脉弓；③支气管哮喘。

治疗和转归：入院后予头孢孟多静脉滴注抗感染，加强呼吸道管理，雾化抗炎平喘等治疗，患儿第 2 天体温正常，第 4 天喘息消失，行纤维支气管镜检查提示气道受压内陷，故第 7 天行胸部增强 CT 示双主动脉弓，好转出院。出院后呼吸科门诊随诊，并于心外科门诊就诊，建议手术治疗。

【重要提示】

1. 学龄前期幼儿，病史长，病情反复。

2. 以反复咳喘为主要表现，支气管舒张剂治疗有效，但易反复；支气管舒张试验阳性。

3. 患儿有湿疹史及家族过敏史，患儿过敏原检测阳性。

4. 支气管镜提示外压性狭窄。

5. 肺部增强 CT 显示两肺轻度过度充气，双主动脉弓。

【讨论】

双主动脉弓（double aortic arch，DAA）是先天血管环畸形的常见类型，发病率约占所有先天心脏血管畸形的 1%~2%[1]。DAA 发病原因可能与基因突变有关，但其具体发病机制尚不明确。胚胎发育时期的第四左右主动脉弓同时存在异常，两个主动脉弓均发自升主动脉，从气管、食管两侧绕过背部汇入降主动脉，形成血管环，血管环包绕、压迫气管和食管并产生相应压迫症状。

DAA 患儿临床表现为咳嗽、气促、喘鸣、轻重不一的呼吸困难、反复呼吸道感染等呼吸道症状。当压迫食管时，婴儿在进食时会出现哽咽、呕吐的现象，甚至会拒绝进食，导致营养不良。该病易误诊、漏诊。特别是 2 岁以下的婴幼儿，易误诊为肺炎和喘息性支气管炎。对于无症状的 DAA 患儿往往被延误诊断。先天性双主动脉弓畸形多合并其他心血管畸形，在婴儿期因反复气促、喘鸣、呼吸困难、呼吸道感染等症状而获得诊断。

超声心动图联合高分辨率多排螺旋 CT 是 DAA 明确诊断、术前评估的最佳辅助检查。

DAA 患儿无论是否有症状，一经诊断均应接受外科手术治疗[2]。早期手术对避免长期缺氧以及获得更好的远期预后极为重要。单纯性双主动脉弓手术选择在常温而非体外循环下进行，经胸后外侧切口入胸行手术矫治。DAA 如果合并其他先天性心脏畸形，需正中切口，体外循环下手术解除压迫。

DAA 患儿的气管和食管压迫症状明显，因此早期的干预治疗非常重要。对于不明原因反复出现咳嗽、气促、喘鸣、喉鸣、呼吸道感染、呼吸困难以及消化道症状或喂养困难者，应想到本病的可能[3,4]，采取必要的辅助检查方法明确诊断。早期发现，早期治疗。

（田　静）

【评析】

双主动脉弓是先天性血管环畸形的常见类型，是年幼儿童喘息的重要鉴别诊断之一[5]。除双主动脉弓外，先天血管环畸形还包括右位主动脉弓合并左侧导管/韧带或左位主动脉弓合并右侧导管/韧带等。此外，肺动脉吊带、无名动脉压迫综合征以及迷走右锁骨下动脉等可形成半环状结构对气道产生压迫，为不完全血管环。

血管环畸形常因包绕和压迫气管和食管并产生相应症状而就诊。双主动脉弓压迫造成的反复喘息通常发病较早，常因反复喘息而就诊[6]，体检常可发现吸气性三凹征和吸气相为主的喘息，重者生长发育可能受到影响[7]。但也有部分患儿可能因症状相对较轻而被漏诊。该患儿 1 岁内即有反复喘息，经正规治疗后,平时活动后仍有轻微咳嗽、喘息,结合电子支气管镜检查和肺部增强 CT+ 血管重建检查诊断双主动脉弓明确。但该患儿直到 4 岁 7 个月才得以明确诊断。考虑有 2 个原因:一方面是压迫相对较轻,因而平时症状轻微而被忽视。更重要的原因是患儿本身存在哮喘。由于患儿有明确的家族过敏和个人过敏史,同时喘息症状有一定的可逆性,经雾化吸入等治疗可缓解,在很大程度上麻痹了儿科医师,忽视了对喘息症状的鉴别诊断及合并症的警惕性。

因而对喘息原因不明或虽有一定的可逆性,但未能完全控制者,应进行必要的辅助检查,如胸部 CT+ 三维重建、支气管镜检查等,以避免漏诊或误诊[8,9]。

(陈志敏)

参考文献

1. Turner A,Gavel G,Coutts J.Vascular rings-presentation,investigation and outcome.Eur J Pediatr,2005,164(6):266-270.

2. 丁楠,李晓峰,郭健,等,婴幼儿双主动脉弓的诊断与手术治疗.中华胸心血管外科杂志,2016,3(32-3):140-142.

3. Das S,NairVV,Airan B.Double aortic arch as a source of airway obstruction in a child.Ann Card Anaesth,2015,18(1):111-112.dot:10.4103/0971-9784.148336.

4. Ullmann N,Menchini L,Salemo T,et a1.Late Diagnosis of Double sonic Arch:consequences on long-term follow-up.Pediatr Pulmonol,2014,49(3):75-77.

5. 中华医学会儿科学分会呼吸学组,《中华儿科杂志》编辑委员会.儿童支气管哮喘诊断与防治指南(2016 年版).中华儿科杂志,2016,54(3):167-179.

6. Zhang Q,Fu Z,Dai J,et al.Recurrent wheezing and cough caused by double aortic arch,not asthma.Case Rep Cardiol,2017:8079851.doi:10.1155/2017/8079851.Epub 2017 Jul 25.

7. 崇梅,李伟,韩玲,等.先天性血管环 12 例诊断与治疗分析.中国循证儿科杂志,2012,7(3):205-209

8. 陈志敏,吴磊.呼吸道内镜检查在儿童喘息性疾病诊断中的价值.中华实用儿科临床杂志,2015,30(4):247-249.

9. 丁丹,程贤高,李晓春.多层螺旋 CT 平扫加三维重建在反复或持续喘息患儿中的应用.安徽医学,2014,35(1):35-37.

病例 26

肺动脉吊带

【病情介绍】

患儿,女,1岁2个月,因"反复喘息9月余,再发5天"于2017年9月8日入住广州市妇女儿童医疗中心呼吸科。

9个多月前患儿出现反复喘息,多于活动、哭闹后更明显,多伴有咳嗽,间伴发热,曾多次因此门诊或住院治疗。4个月前诊断为"哮喘",坚持每天雾化吸入布地奈德混悬液1mg/d,仍反复喘息。2个月前外院胸CT平扫提示:右肺透亮度不均,考虑小气道病变可能性大,拟诊断为"闭塞性毛细支气管炎",雾化吸入布地奈德混悬液改为1.5mg/d,反复喘息未见缓解。3天前,无明显诱因再发喘息,活动、哭闹后更加重,轻度点头样呼吸,喉间痰鸣,偶有咳嗽,流清涕,无烦躁哭闹、口唇青紫,无呕吐、腹泻,无发热,昨日就诊于当地医院门诊,查胸片提示"支气管肺炎",给予雾化吸入及吸痰治疗,喘息有所减轻。今为进一步治疗就诊于笔者医院,门诊拟以"喘息性支气管肺炎"收入笔者科室。起病以来,患儿精神反应可,食欲缺乏,睡眠一般,大小便正常。

既往史:患儿为第2胎第2产,胎龄36周剖宫产,出生体重3kg,无窒息史,母妊娠史无特殊。新生儿期无异常。既往多次因喘息住院治疗。否认湿疹史、过敏疾病史。父母体健,母亲有过敏性鼻炎,否认哮喘家族史。有1个哥哥,2岁,体健。

入院时体格检查:体温36.5℃,脉搏138次/min,呼吸40次/min,血压98/68mmHg,体重8.0kg。神志清楚,精神反应好,无烦躁不安,无面唇发绀。

呼吸促、节律规则,轻度点头样呼吸,轻度吸气性三凹征。胸廓外形、运动正常,咽部充血,双肺呼吸音粗、对称,双肺可闻及中量湿啰音及少许哮鸣音。脉搏138 次 /min,心律齐,心音有力,未闻及杂音。腹平软,肝脾肋下未及。四肢肢端温暖。CRT<2s。

辅助检查:外院甲胸 CT 平扫:①右肺透亮度不均,考虑小气道病变可能性大;两肺散在少许炎症。②气管支气管重建未见明显异常。外院乙胸片:支气管肺炎。血常规:WBC 9.24×10^9/L,N%40%,HGB 110g/L,PLT 499×10^9/L。快速 C 反应蛋白 0.6mg/L。凝血功能、脏器功能正常。免疫六项正常。结核抗体 IgG 阴性。pH 7.298,PO_2 8.71kPa,PCO_2 5.44kPa,BE–6.9mmol/L。

心电图:窦性心动过速,ST-T 正常。

胸部 CT(平扫 + 增强):左主肺动脉自右主肺动脉发出,环绕气管,经气管后方进入左肺,致气管局限性狭窄,右肺动脉远端分支明显较左侧增粗。左主支气管中段及右肺上叶支气管入口处局部管腔稍狭窄,余气管、叶支气管通畅。双肺纹理粗、模糊,双肺见散在小斑片影。纵隔及肺门未见明确肿大淋巴结。胸膜无肥厚,胸腔未见积液。结论:①肺动脉吊带,气管局限性狭窄;左主支气管中段及右肺上叶支气管入口处局部管腔狭窄。②肺部感染。

心脏彩超:先天性心脏病,肺动脉吊带(左肺动脉异常起源于右肺动脉),房水平左向右分流(考虑房缺)。

支气管镜检查:①气管狭窄;②右上及左支气管开口狭窄。

诊断:①先天性心脏病,肺动脉吊带,房间隔缺损;②支气管肺炎;③气管狭窄。

治疗和转归:入院后立即给予鼻导管低流量吸氧,血氧饱和度、呼吸、心电监测,并立即予雾化吸入生理盐水 + 沙丁胺醇吸入溶液,隔 20 分钟连续 2 次,喘息、呼吸困难稍见减轻;予每天 2 次雾化吸入生理盐水 + 沙丁胺醇吸入溶液,口服盐酸丙卡特罗片、多索茶碱片平喘,乙酰半胱氨酸降低痰液黏滞性,静脉滴注阿莫西林克拉维酸钾,理疗拍背。入院第 2 天,点头呼吸缓解;入院第 3 天,呼吸促,安静时有所减轻,但哭闹、活动后仍可见,呼吸频率 28~36 次 /min;至入院第 7 天,基本无咳嗽,喘息稍有减轻但未缓解,尤其吃奶、哭闹、活动后仍明显,喉间痰鸣有所减轻,肺部听诊湿啰音减少,哮鸣音仍可闻,尤其活动后仍明显;入院第 9 天,行胸 CT 平扫+增强检查;入院第 10 天,胸 CT 平扫+增强示:①肺动脉吊带,气管局限性狭窄,左主支气管中段及右肺上叶支气管入口处局部管腔狭窄。②肺部感染。入院第 12 天,转入心脏中心;入院第 17 天,全麻 +体外循环下行肺动脉吊带矫治术 + 房间隔缺损缝闭术;入院第 29 天,痊愈出院。

> 【重要提示】
>
> 　　1. 1 岁多女孩,病程长,反复。
>
> 　　2. 反复喘息 9 个月余,多于活动、哭闹后更明显。
>
> 　　3. 曾拟"哮喘"或"闭塞性毛细支气管炎"治疗,予每天雾化吸入激素 1~1.5mg/d 4 个月,反复喘息未见明显改善,雾化吸入支气管舒张剂平喘疗效欠佳。
>
> 　　4. 胸 CT 平扫 + 增强检查示:肺动脉吊带,气管局限性狭窄,左主支气管中段及右肺上叶支气管入口处局部管腔狭窄。

【讨论】

喘息是儿童常见症状,反复喘息最容易被认为与支气管哮喘(哮喘)相关,但并非所有的喘息均为哮喘,积极寻找引起喘息的病因,及时诊断及合理治疗至关重要。尤其是对于反复喘息、治疗效果欠佳的患儿,应注意少见、罕见原因,尤其是心肺血管疾病。心肺血管疾病引起患儿反复喘息的主要原因为呼吸道受压,而其中最常见的为血管环畸形[1]。在本病例中,患儿自 5 个月大起出现反复喘息,经予长期雾化吸入激素治疗后反复喘息并未见缓解,即使后来加大吸入激素的剂量依旧喘息反复,且予雾化吸入支气管舒张剂喘息缓解也欠佳,应高度怀疑先天性疾病所致反复喘息难愈,如:先天性气管 / 支气管畸形或血管环畸形。后经胸 CT 平扫 + 增强检查证实为肺动脉吊带致气管局限性狭窄,予手术治疗痊愈。

肺动脉吊带(pulmonary artery sling,PAS)是少见的血管环畸形之一,属于左肺动脉发育异常,又称迷走左肺动脉,约占所有主动脉弓畸形 3%~6%[1],1897 年由 Glaevecke 和 Doehle 报道,1958 年 Contro 等以"血管吊带"命名。中国台湾省学者推测 PAS 发病率为 0.005 9%。由于血管环畸形对于邻近气管支气管树的压迫,造成不完全气道梗阻,可出现反复发作的呼吸困难、咳嗽、喘息和反复呼吸道感染等表现[1-3]。有临床表现的 PAS 患儿均需外科干预,若仅保守治疗,病死率可高达 90%。

PAS 临床表现多缺乏特异性,主要表现为气管或食管受压迫而产生的呼吸道或消化道症状,病情轻重取决于合并畸形的类型及严重程度[4]。最常见的表现为气道不完全梗阻严重影响肺通气功能,造成气管内分泌物滞留,进一步引起肺不张和肺炎。患儿多因阵发性呼吸困难及反复呼吸道感染就诊。90% 的 PAS 患儿有临床表现,绝大多数在 1 岁内出现相应表现,部分患儿生后即有症状[5]。

诊断 PAS 最重要的是发现异常左肺动脉起源、走行及其与气管、食管的关系。影像学检查是诊断 PAS 的最主要手段。确诊主要在于显示左肺动脉异常起源于右肺动脉后方,向左穿行于气管和食管之间到达左肺门[4,5]。PAS 患儿的治疗取决于其临床表现及合并气道狭窄的严重程度。对无症状 PAS 患儿可临床随访,而对于反复肺部感染、气道梗阻症状严重患儿,外科手术是唯一治疗方法。

(何春卉)

【评析】

喘息是儿童常见的呼吸道症状和就诊原因,反复喘息的原因较多,除哮喘外,闭塞性细支气管炎、气道软化和狭窄以及气道外压迫合并反复呼吸道感染、免疫缺陷病合并反复呼吸道感染、原发纤毛运动功能障碍和囊性纤维化等合并反复呼吸道感染等也可引起。

本患儿反复喘息 9 个月余,在考虑哮喘诊断时,抗哮喘治疗有效为必需诊断条件,包括雾化支气管舒张剂对急性喘息发作有效(可逆性)和吸入糖皮质激素治疗 4 周左右有效,这也是目前加拿大以及其他各国指南推荐的重要诊断标准之一[6,7]。但本患儿无论急性期对雾化支气管舒张剂还是缓解期对吸入激素的治疗均反应不佳,不支持哮喘诊断,应进一步寻找其他原因。

肺动脉吊带引起的气道狭窄为气道受压,多数合并气道软化,是引起气道受压造成小婴儿反复喘息的常见大血管畸形原因[8,9]。常见表现为:患儿喘息伴有类似喉鸣音(气道狭窄引起),吸气时明显,胸骨上窝可有凹陷,肺部存在双相哮鸣音。胸部 X 线片可见气道下段和左主支气管狭窄,CT 平扫更明显。若患儿存在这些征象,应首选心脏超声检查,为无创性方法,可发现肺动脉吊带、双主动脉弓或者其他大血管畸形。手术前可以进行强化 CT 检查进一步确诊以指导手术[10,11]。

目前肺动脉吊带矫正手术国内开展较多,但气道狭窄问题尚无成熟方法,也是造成患儿手术后难以脱离呼吸机、感染较重或者反复,甚至造成死亡的原因。一些大型医院正在探索同时进行心脏手术和气道支架植入联合手术协作,初步取得一定效果。

(赵顺英)

参考文献

1. Fiore AC, Brown JW, Weber TR, et al. Surgical treatment of pulmonary artery sling and tracheal stenosis. Ann Thorac Surg, 2005, 79(1): 38-46.

2. Joshi A, Agarwal S, Aggarwal SK, et al.Single stage repair of tetralogy of fallot associated with left pulmonary artery sling and tracheal stenosis.J Card Surg, 2013, 28 (5) : 595-598.

3. Yong MS, d'Udekem Y, Brizard CP, et al.Surgical management of pulmonary artery sling in children.J Thorac Cardiovasc Surg, 2012, 145 (4) : 1033-1039.

4. 徐保平, 姚瑶 . 儿童喘息与心肺血管疾病 . 中华实用儿科临床杂志, 2014, 29 (15) : 1135-1140.

5. 周干 . 儿童先天性肺动脉吊带研究进展 . 临床儿科杂志, 2015, 33 (11) : 982-985.

6. Ducharme FM, Tse SM, Chauhan B.Diagnosis, management, and prognosis of preschool wheeze.Lancet, 2014, 383 (9928) : 1593-604.

7. 中华医学会儿科学分会呼吸学组, 《中华儿科杂志》编辑委员会 . 儿童支气管哮喘诊断与防治指南 (2016 年版). 中华儿科杂志, 2016, 54 (3) : 167-181.

8. Hirsig LE, Sharma PG, Verma N, et al.Congenital Pulmonary Anomalies : A Review and Approach to Classification.J Clin Imaging Sci, 2018, 31 (8) : 29-34.

9. Wang JH, Ding GC, Zhang MY, et al.Clinical and imaging features of pulmonary artery sling in infants without significant hemodynamic changes.Chin Med J (Engl), 2011, 124 (20) : 3412-3414.

10. Lueck S, Mohr M, Werner C, et al.Temporary Tracheal Stenting After Pulmonary Artery Sling Repair in a Newborn.World J Pediatr Congenit Heart Surg, 2017, 1 : 215.

11. Hraska V, Photiadis J, Haun C, et al.Pulmonary artery sling with tracheal stenosis.Multimed Man Cardiothorac Surg, 2009 ; 2009 (123) : mmcts.2008.003343.

病例 27

原发型肺结核致反复喘息

【病情介绍】

患儿,男,20个月,因"反复咳嗽、喘息20天"于2012年3月5日入院。

患儿20天前受凉后出现咳嗽,阵发性,稍剧,每次咳2~3声,无昼夜差异,有喉头痰鸣,伴喘息,无气促,无口周发绀,无发热,无惊厥,无皮疹,无呕吐、腹泻。病初在当地医院就诊,诊断"毛细支气管炎",予"氨溴索糖浆、孟鲁斯特颗粒剂口服,布地奈德混悬液/复方异丙托溴铵吸入溶液"等治疗1周,患儿咳嗽稍好转,喘息未见明显缓解。1周前至笔者医院门诊,查胸X线片提示两下肺透亮度增高(图27-1),拟诊断为"反复喘息原因待查:闭塞性细支气管炎、哮喘?"予"阿奇霉素干混剂(0.1g,q.d.,3天),布地奈德混悬液/复方异丙托溴铵吸入溶液雾化"等治疗后,患儿咳嗽减轻,喘息无明显缓解,为求近一步明确喘息病因,收住入院。

既往史:患儿为第1胎第1产,孕36周$^{+5}$早产,无产伤窒息史。6个月后反复咳嗽、喘息,在当地医院就诊,给予雾化及输液等治疗,病情可缓解(具体用药不详),但易反复。否认湿疹史,否认结核病接触史,家族无过敏性鼻炎和支气管哮喘史。

入院时体格检查:体温36.1℃,脉搏108次/min,呼吸34次/min,体重11kg,血压92/50mmHg。神志清楚,精神好,营养中等,无贫血貌。颈部可触及数颗绿豆大小淋巴结,质软能活动,触时无哭闹。呼吸平稳,无鼻翼扇动,无三凹征,无口周发绀。咽充血,扁桃体无肿大。两肺呼吸音粗,对称,可闻及少许

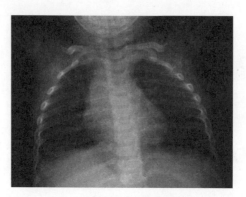

图 27-1 门诊胸片:两肺透亮度增加,
两下肺明显,未见浸润影

痰鸣音及呼气相哮鸣音,右肺明显。心前区无杂音。腹平软,肝肋下 1.0cm,质软,边锐,脾肋下未触及,肠鸣音正常。神经系统阴性。卡疤(+)。

实验室检查:血常规:WBC 12.09×10⁹/L,HGB 112g/L,PLT 273×10⁹/L,N 4.171×10⁹/L,L 6.589×10⁹/L,N%34.5%,L%54.5%,中毒颗粒阴性。血沉:12mm/1h。血生化:谷丙转氨酶 20U/L,谷草转氨酶 37U/L,总蛋白 66.5g/L,白蛋白 41.3g/L,球蛋白 25.2g/L,总胆红素 5.0μmol/L,尿素 3.62mmol/L,肌酐 16.2μmol/L,尿酸 369μmol/L,磷酸肌酸激酶 134U/L,乳酸脱氢酶 273U/L,血清钙 2.50mmol/L,钠 136.8mmol/L,钾 4.49mmol/L。痰涂片:未找到抗酸杆菌。胸部 CT+ 三位重建:右肺尖纤维增殖灶,右肺门淋巴结肿大伴钙化,首先考虑原发型肺结核。T-SPOT:A 抗原和 B 抗原均(+)。PPD:72 小时 18mm×20mm。

诊断:原发型肺结核。

治疗和转归:入院后予"布地奈德混悬液 / 复方异丙托溴铵吸入溶液雾化,乙酰半胱氨酸颗粒口服",并完善相关检查。结合胸部 CT 三维重建及 T-SPOT 结果,诊断原发型肺结核,加用"异烟肼针 0.15 iv.gtt q.d.,利福平胶囊 0.15 q.m.p.o.,吡嗪酰胺片 0.25 q.m.p.o." 抗结核治疗。抗结核治疗 1 周,患儿咳嗽好转,喘息减轻,查肝功能正常,予出院。出院后按 2HRZ+4HZ 方案(强化期异烟肼 + 利福平 + 吡嗪酰胺治疗 2 个月,继续期异烟肼 + 吡嗪酰胺治疗 4 个月)继续治疗,定期门诊随访。

【重要提示】

1. 患儿,男,20 个月,病程 20 余天。
2. 主要表现为反复咳嗽、喘息,抗炎、平喘药物治疗效果欠佳。

3. 胸部 CT+ 三维重建提示右肺尖纤维增殖灶,右肺门淋巴结肿大伴钙化,首先考虑原发型肺结核。

4. T-SPOT 显示 A 抗原和 B 抗原均(+)。

5. PPD 为 72 小时 18mm×20mm。

【讨论】

由于婴幼儿正处于生长发育期以及其具有独特的呼吸道解剖生理特点,喘息是这个年龄段呼吸系统疾病最常见的症状之一,且常反复发生。全球大约 40% 的儿童有至少 1 次的喘息发作,约 20% 发生于 1 岁以内的婴儿期[1],常伴随咳嗽、呼吸急促、胸闷或缺氧等症状。目前反复喘息次数和时间没有统一标准,有学者将过去 1 年中超过 1 次喘息发作称为反复喘息。婴幼儿反复喘息最常见的原因是哮喘,常是病毒等感染诱发,但 6 岁前仅约 30% 的反复喘息被确诊为哮喘[2]。尽管如此,喘息也是呼吸系统、心血管系统或者纵隔疾病等多种疾病的共同表现,婴幼儿反复喘息的诊断仍面临很大挑战,儿科医师需要重视诊治流程,胸片及支气管镜术等可发挥重要作用。

原发型肺结核为结核分枝杆菌初次侵入肺部后发生的原发感染,是小儿肺结核的主要类型,占儿童肺结核的 85.3%。原发型肺结核包括原发综合征和支气管淋巴结核。原发型肺结核一般临床起病缓慢,可有低热、食欲缺乏、疲乏、盗汗等结核中毒症状,多见于年长儿童。婴幼儿及症状较重者可急性起病,有高热,持续 2~3 周后转为低热,并伴结核中毒症状,干咳和轻度呼吸困难是最常见的症状。胸内淋巴结高度肿大压迫临床组织器官时,可引起一系列症状。当压迫支气管时,可使其部分阻塞引起喘息。

该患儿尽管此次病史只有 20 天,但 CT 提示有淋巴结的钙化,提示病程远不止 20 天。追问病史,患儿 6 月龄后有反复咳嗽、喘息史,虽无明显的发热等结核中毒症状,但结合 PPD 和 TSPOT 检查,确诊结核。因此,对于长期或反复喘息婴幼儿,常规"抗炎、平喘"等治疗效果欠佳时,也需警惕肺结核可能,需及时行 PPD 和影像学检查协诊,避免延误诊治。WHO 推荐的原发综合征治疗方案为 2HRZ/4HR(强化期异烟肼 + 利福平 + 吡嗪酰胺治疗 2 个月,继续期异烟肼 + 利福平治疗 4 个月),也可选用 9HR(异烟肼 + 利福平治疗 9 个月);当有大范围肺部累及时,可选 2HRZE+4HR(强化期异烟肼 + 利福平 + 吡嗪酰胺 + 乙胺丁醇治疗 2 个月,继续期异烟肼 + 利福平治疗 4 个月)[3]。浸润病变较大及中毒症状严重者,或支气管淋巴结核导致呼吸困难时,抗结核药物治疗同时可加肾上腺糖皮质激素,如泼尼松 1mg/(kg·d),2~4 周后减量。胸腔内淋巴结高度肿大,可能破入气管引起窒息或破入肺部引起干酪性肺炎,宜考虑外科手术治疗。

(余　刚)

【评析】

喘息是婴幼儿时期呼吸道疾病最常见的症状之一[4],遗传背景、呼吸道感染和气道本身发育状态均可导致婴幼儿喘息,其中呼吸道病毒感染,如呼吸道合胞病毒(RSV)、鼻病毒(HRV)感染是引起婴幼儿喘息的常见原因[4]。婴幼儿时期反复喘息患儿,尤其是经过常规抗炎、平喘治疗效果欠佳的患儿,需要仔细询问病史,通过影像学、病原学、支气管镜检查协助诊断与鉴别诊断[5]。

本例患儿病初诊断为"毛细支气管炎",经过抗炎、平喘治疗 20 天,喘息无显著改善,追问病史患儿自出生 6 个月后即有反复咳嗽、喘息病史,入院后胸部 CT+ 三维重建提示右肺尖纤维增殖灶,右肺门淋巴结肿大伴钙化,结合PPD 和 TSPOT 检查,确诊原发性肺结核,经过抗结核治疗喘息明显好转。因此,对于反复喘息、常规抗炎平喘疗效欠佳的患儿除考虑常见呼吸道病毒感染引起的喘息外,需要进一步追问有无结核接触史、是否接种卡介苗,常规做 PPD、胸部增强 CT 检查协助诊断,必要时可以做支气管镜检查了解气道情况,明确病原学诊断。

(刘恩梅)

参考文献

1. Matricardi P M, Illi S, Gruber C, et al. Wheezing in childhood: incidence, longitudinal patterns and factors predicting persistence. Eur Respir J, 2008, 32(3): 585-592.

2. Taussig L M, Wright A L, Holberg C J, et al. Tucson children's respiratory study: 1980 to present. Journal of Allergy and Clinical Immunology, 2003, 111(4): 661-675.

3. WHO. Guidance for national tuberculosis programmes on the management of tuberculosis in children. 2014. [2020-01-02]. https://www.who.int/tb/publications/childtb_guidelines/en/

4. Le Souef P. Viral infections in wheezing disorders. Eur Respor Rev, 2018, 27(147). pii: 170133. doi: 10.1183/16000617.0133-2017.

5. 中华医学会儿科分会呼吸学组,《中华儿科杂志》编辑委员会. 儿童支气管哮喘诊断与防治指南 2016 年版. 中华儿科杂志, 2016, 54(3): 167-170.

病例 28

塑型性支气管炎

【病情介绍】

患儿,女,1 岁,因"咳嗽 13 天,喘息 3 天"于 2017 年 6 月 27 日入住广州市妇女儿童医疗中心呼吸科。

13 天前,患儿无明显诱因出现咳嗽,呈阵发性连声咳,伴喉间痰响,无犬吠样咳嗽及鸡鸣样尾声,无喘息及呼吸急促,病初发热 1 次,体温 38℃,无皮疹、流涎,无喷嚏、流涕,无呕吐、腹泻。3 天前出现喘息,哭闹后明显,伴咳嗽程度加剧,无咳嗽后呕吐,无发绀。至笔者医院门诊就诊,予雾化吸入治疗等处理,病情无明显好转,2 天前查胸片:考虑支气管炎,左肺透亮度增高。胸部透视示纵隔摆动征阳性。收入笔者医院急诊观察室。胸部 CT:①支气管肺炎,左侧肺气肿,左肺上叶节段性不张;②后下纵隔积气,考虑"喘息性支气管肺炎",予多次雾化吸入、注射用甲泼尼龙琥珀酸钠(16mg iv.gtt)抗炎、头孢呋辛抗感染等处理,咳嗽、喘息症状无明显好转,无明显烦躁不安,收入笔者科室。患儿病前及病程中均无进食时呛咳表现,否认异物吸入史,食欲缺乏,大、小便未见明显异常。

既往史:患儿为第 2 胎第 2 产,足月顺产,新生儿期无异常。否认湿疹史、过敏疾病史。1 个月前因"肺炎"在笔者医院住院。父母体健,否认鼻炎、哮喘、过敏性疾病史。有 1 个姐姐,3 岁,体健。

入院时体格检查:体温 37.2℃,脉搏 130 次/min,呼吸 42 次/min,血压 92/58mmHg,体重 9.5kg。神志清楚,精神反应可,无烦躁不安,无面色发绀。

131

呼吸促、节律规则,阵发性连声刺激性咳嗽,咳嗽剧烈时见口唇青紫,未见吸气性三凹征,胸廓外形、运动正常,双肺呼吸音粗、对称,可闻及少许哮鸣音,未闻及湿性啰音。脉搏 130 次/min、心律齐,心音有力,未闻及杂音。腹平软,肝脾肋下未触及。四肢肢端温暖。CRT<2s。

辅助检查:血常规:WBC 15.9×10^9/L,N% 46%,HGB 131g/L,PLT 620×10^9/L。快速 C 反应蛋白 4.8mg/L。凝血功能、脏器功能正常。肺炎支原体抗体阳性。胸片:考虑支气管炎,左肺透亮度增高,建议透视。胸部透视:透视下观察,吸气相纵隔移向左侧,呼气相回复正位,纵隔摆动征阳性。胸部 CT:①支气管肺炎,左侧肺气肿,左肺上叶节段性不张;②后下纵隔积气。支气管镜检查:支气管树黏膜明显充血肿胀,管腔内大量黄白色黏稠分泌物,部分叶段开口被痰栓堵塞,未见异物及赘生物,支气管内膜炎(重症),塑型性支气管炎。肺泡灌洗液:涂片未见抗酸杆菌、真菌、细菌;细菌培养阴性;肺炎支原体-PCR阳性。

诊断:①塑型性支气管炎;②支气管肺炎(肺炎支原体感染)。

治疗和转归:入院后给予鼻导管低流量吸氧,血氧饱和度、呼吸、心电监测,并即予安排支气管镜检查术,术中以温生理盐水灌洗左下基底段和左舌叶,取出大量痰栓(个别见条索状、支气管树塑型痰栓);口服阿奇霉素抗感染、羧甲司坦降低痰液黏滞性,雾化吸入布地奈德混悬液+异丙托溴铵吸入溶液+硫酸特布他林雾化液,理疗拍背。入院第 2 天,呼吸促缓解,呼吸频率 26~30 次/min;入院第 3 天,咳嗽明显减轻,喘息缓解;入院第 6 天,复查胸片:胸廓对称;两肺纹理增多、增粗,两肺门不大;入院第 7 天,偶咳嗽轻,痰少,痊愈出院。

【重要提示】

1. 1 岁女孩,急性起病。

2. 咳嗽 13 天,喘息 3 天,刺激性咳嗽、咳嗽剧烈时见口唇青紫,气促,初期曾发热 1 次。

3. 多次雾化吸入支气管舒张剂+激素,气促、咳嗽、喘息缓解不明显。

4. 胸透见纵隔摆动征阳性,肺 CT 见左侧肺气肿、左肺上叶节段性不张及后下纵隔积气。

5. 支气管镜检查术,取出大量痰栓(个别见条索状、支气管树塑型痰栓)。

【讨论】

塑型性支气管炎（plastic bronchitis, PB），曾经被命名为管型支气管炎（cast bronchitis）、假膜性支气管炎（pseudomembranous bronchitis）或纤维蛋白性支气管炎（fibrinous bronchitis），是指支气管内产生呈支气管树塑型的内生性异物局部或广泛堵塞支气管，导致肺部分或全部通气功能障碍的一种疾病。该病最早的描述见于 100 多年以前，既往认为属罕见疾病，但近几十年来随着对该病的认识提高，报道病例明显增多。目前对 PB 的研究主要以个案、经验交流、误诊误治和研究新进展等方式进行报道，大样本临床资料国内外尚未见报道。

在国内，2004 年首次详细报道该病[1]，引起广泛关注，此后同类报道儿童 PB 病例明显增加[2]。PB 是儿科少见的危急重症，该病发病急骤，病情严重，进展快，极度危险，临床病死率高达 50%。其临床症状和影像学表现无特异性，极易造成误诊、漏诊，常误诊为支气管异物吸入或支气管哮喘持续状态。本病例出现喘息后病情进展快，气促，喘息经予吸入支气管舒张剂效果不明显，刺激性咳嗽，咳嗽剧烈时见口唇青紫，已经呈 I 型呼吸衰竭。而胸片仅见双肺纹理增粗，左肺透亮度增高。胸部透视及胸 CT 结果，给我们的第一印象都是高度怀疑支气管异物。予支气管镜术取出大量痰栓，个别见条索状、支气管树塑型痰栓，方明确本病例为塑型性支气管炎。

据报道 70% 的 PB 患儿有喘息和慢性咳嗽，体检有气促、鼻翼扇动，胸片可表现为单侧肺不张，胸部 CT 可对堵塞呼吸道的管型进行定位并指导支气管镜检查，但均缺乏特异性。确诊需依据支气管镜检查及支气管腔内塑型性异物病理检查。由于对管型特异性的分支有时难以识别，PB 的发生率可能估计不足。

迄今为止，PB 的病因及发病机制尚未明确。研究表明，PB 可由感染、先天性心脏病（CHD）、血管停滞等引起[3]，在儿童多见于哮喘、肺囊性纤维病、镰状细胞贫血、地中海贫血及 Fonton 术后。与国外文献报道不同，我国 PB 患儿主要见于呼吸道感染。研究发现，甲型 H1N1 流感病毒除可造成患儿重症肺炎外，还可引发 PB[4]。由于该病已引起广泛儿科临床医师的关注，才使很多患儿在早期能及时行气管镜检查及冲洗。有报道显示，肺炎支原体也是造成患儿发生 PB 的重要病原体，与细菌性肺炎组相比，肺炎支原体肺炎在全身炎症反应较轻的情况下即可发生 PB[5]。本病例则为肺炎支原体感染，发生 PB 时其全身炎症反应并不严重。此外，人博卡病毒感染儿童后也可引发 PB。

（何春卉）

【评析】

咳嗽和喘息是儿童最常见的呼吸道症状和就诊原因，本例突出的问题是喘息较重,经雾化吸入支气管舒张剂、甲泼尼龙和抗生素治疗无明显好转,胸部X线片提示有支气管炎,左肺透亮度增高,胸部透视提示纵隔摆动征阳性,胸部CT提示左侧肺气肿,左肺上叶节段性不张和后下纵隔积气。喘息由于气道狭窄引起,分析喘息原因应考虑到所有引起气道狭窄的疾病,包括喘息性支气管炎、哮喘等平滑肌痉挛原因,异物和分泌物阻塞甚至塑型性支气管炎,气道和血管畸形引起的气道狭窄和气道受压等,其中最常见的原因为喘息性支气管炎和哮喘。本例患儿出现左肺气肿、不张和纵隔积气,纵隔摆动征阳性,提示气道严重阻塞如异物阻塞或者分泌物阻塞甚至塑型性支气管炎,但患儿前期咳嗽时间较长,已有13天,不支持异物引起的急性气道严重阻塞,应考虑分泌物阻塞甚至塑型性支气管炎,经支气管镜检查诊断为塑型性支气管炎。

塑型性支气管炎可发生于肺炎支原体肺炎、腺病毒以及流感病毒感染患儿,先天性心脏病尤其是Fonton术后以及淋巴引流障碍等疾病[6-8]。由于气道被完全或大部分阻塞,导致呼吸困难,可表现为呼吸困难逐渐加重或者急剧发生,影像学检查表现为肺不张或气肿,支气管镜检查能明确诊断。治疗上需要经支气管镜清除呈塑型的分泌物。由于肺炎支原体肺炎在我国发病率较高,重症流感病毒肺炎在流行期也侵犯儿童,本病近年受到国内儿科医师的重视。塑型性支气管炎可危及生命,属于急诊范畴,对于有上述表现,考虑本病者,但无支气管镜检查的设备和条件时,应请耳鼻喉科和麻醉科会诊,多学科协助诊治。

(赵顺英)

参考文献

1. 曾其毅,刘大波,罗仁忠,等.儿童塑型性支气管炎的诊断与治疗.中国实用儿科杂志,2004,19(2):81-83.

2. 焦安夏,马渝燕,饶小春,等.儿童肺炎支原体肺炎细菌性肺炎所致塑型性支气管炎15例临床分析.中国循证儿科杂志,2010,05(4):294-298.

3. Healy F,Hanna BD,Zinman R.Pulmonary complications of congenital heart disease. PaediatrRespir Rev,2012,13(1):10-15.

4. Uchimura T,Mori M,Nariai A,et al.Analysis of cases of severe respiratory failure in children with inflnellga(Hl N1)2009 infection in Japan.J Infect Chemother,2012,18(1):59-65.

5. 卢志威,邓继岿,郑跃杰,等.儿童塑型性支气管炎24例.中华实用儿科临床杂志,2013,28(4):265-267.

6. Rubin BK.Plastic Bronchitis.Clin Chest Med,2016,37(3):405-408.

7. Pérez Ruiz E,López Castillo MC,Caro Aguilera P,et al.Management and Treatment of Pediatric Plastic Bronchitis.Arch Bronconeumol,2017,23(1):78-81.

8. Itkin MG,McCormack FX,Dori Y.Diagnosis and Treatment of Lymphatic Plastic Bronchitis in Adults Using Advanced Lymphatic Imaging and Percutaneous Embolization.Ann Am Thorac Soc,2016,13(10):1689-1696.

病例 29

食 管 异 物

【病情介绍】

患儿,女,3岁1个月,因"反复咳嗽、气喘2个月"于2016年05月03日入住浙江大学医学院附属儿童医院耳鼻喉科。

患儿于2个月前无明显诱因出现阵发性咳嗽,每次咳声不定,有少许痰,同时伴有气喘,活动后明显,无犬吠样咳嗽,无咳末鸡鸣样回声,病程中患儿无反复发热,无呕吐、腹泻,无发绀,就诊于当地医院,诊断"支气管哮喘",予以"孟鲁司特钠,4mg,每晚嚼服"及"丙酸氟替卡松吸入气雾剂,1吸日2次吸入"等治疗,仍有反复咳喘症状。1天前就诊于笔者医院呼吸科门诊,胸部CT+气道重建提示"食管圆形异物?"遂转消化科急诊行食管镜检查,发现食管上段异物嵌顿,试取未成功,建议耳鼻喉科就诊,故急诊拟"食管异物"收治入院。

起病以来,患儿精神好,食欲及睡眠无变化,大小便正常,体重无明显增减。否认异物呛咳史和结核接触史。

患儿婴儿期有湿疹病史,既往曾有咳喘史3次,均予抗感染及雾化治疗(具体不详)1周左右好转。出生史和预防接种史正常。家族史中其父亲有过敏性鼻炎病史。

入院时体格检查:体温36.6℃,脉搏90次/min,呼吸30次/min,神志清楚,精神可,呼吸平稳,无三凹征,双肺呼吸音粗,偶及少许哮鸣音,心音有力,心律齐,腹平软,肝脾未及,神经系统检查无阳性体征。

实验室检查:血常规:WBC 7.3×10^9/L,N%37.6%,L%54.2%,EOS%6.4%,

HGB 102g/L,CRP <1mg/L;急诊免疫四项和凝血谱正常。

胸部 CT+ 气道重建:食管 C_7~T_3 水平片状圆形高密度影,伴食管壁肿胀,食管圆形异物? 未见明显纵隔积气征象(图 29-1)。

食管镜检查:食管上段距门齿 12cm 处可见一黑色异物嵌顿,周围黏膜高度肿胀,难以暴露异物全貌,先后试用 W 钳、鳄嘴钳取异物,未成功,遂退镜(图 29-2)。

入院诊断:食管异物?

入院后禁食,完善术前检查,排除手术禁忌证后,于入院当天急诊行全麻下食管镜检查 + 异物取出术,术中见食管入口异物,取出为一圆形纽扣,直径 2cm,取出后食管壁少量渗血,局部肿胀,未见明显异物残留。术后导入胃管。术程顺利,术后恢复可。出院诊断:食管异物。

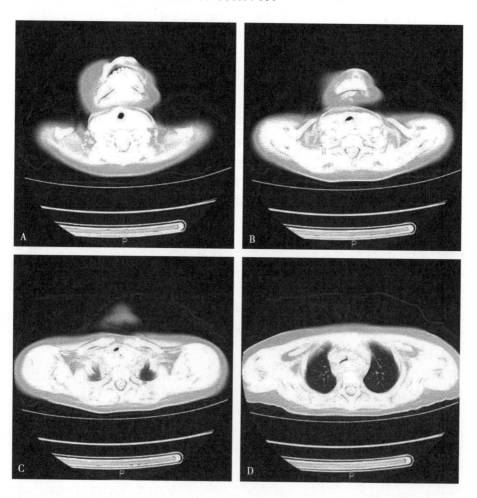

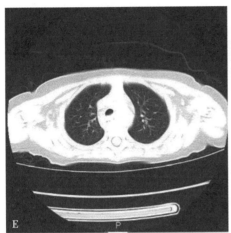
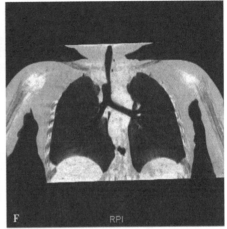

图 29-1　2016-05-03 胸部 CT+ 气道重建

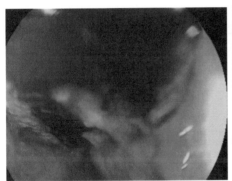
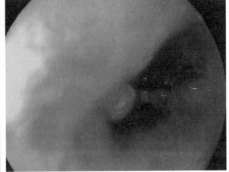

图 29-2　2016-05-03 食管镜检查

　　出院后随访:患儿出院后,于 2016 年 9 月再次因"咳嗽、气喘 5 天"就诊于笔者医院呼吸科门诊,当时体格检查:双肺呼吸音粗,呼气相延长,双肺可及明显哮鸣音,过敏原检测:尘螨 4.30U/ml,猫毛屑 0.70U/ml,余均阴性(正常 <0.35U/ml),IgE 367U/ml。

　　最后诊断:①食管异物;②支气管哮喘?

　　治疗和转归:患儿 2016 年 9 月后诊断考虑"支气管哮喘?"给予"孟鲁司特钠"口服治疗,喘息未再反复。

【重要提示】

　　1. 患儿,女,学龄前儿童,病程 2 个月。

　　2. 主要表现为反复咳嗽、气喘,病程中无明确异物呛咳病史。

　　3. 既往有反复咳喘史、湿疹史、家族过敏性疾病史,在支气管哮喘病史基础上合并食管异物。

　　4. 胸部 CT+ 气道重建提示"食管圆形异物?"食管镜检查提示"食管异物嵌顿"。

【讨论】

　　喘息是儿童常见的呼吸道症状,支气管哮喘是引起儿童反复喘息最常见病因,但喘息具有很强的异质性,气道腔内阻塞及腔外压迫等均可引起喘息[1],故临床上漏诊或长期误诊、误治致延误病情时有发生。

　　异物吸入是引起婴幼儿反复喘息的常见原因之一,可为呼吸科医师较为关注的气管支气管异物,也可为我们容易忽视的食管异物。小儿食管异物发病以 0~3 岁发病率最高。造成婴幼儿食管异物最主要原因是家长或托管人员看管不严,婴幼儿喜抓各种物品放入口内或被其他年幼儿放入口内,吞咽后卡入食管狭窄处[2]。由于婴幼儿不能主诉,有时家长提供不出异物史,临床表现不典型,容易漏诊,特别是本身就有喘息性疾病的患儿合并异物,就更不容易确诊。该患儿既往有反复咳喘史 3 次、婴儿期有湿疹病史,其父亲有过敏性鼻炎病史,且此次起病前无明确异物呛咳病史。所以,患儿反复咳嗽气喘虽然长达 2 个月,但家长及当地医师总以为是支气管哮喘控制不佳,未进行进一步深入检查。因此,在临床工作中我们对于持续喘息或对常规抗哮喘治疗效果不佳,尤其是婴幼儿应进行必要的辅助检查,如胸部 CT+ 气道重建、24 小时食管 pH 监测,甚至行纤维支气管镜检查等。近年来随着影像学技术的发展,胸部 CT+ 气道重建技术在临床中得到了广泛的应用,该技术能比较清晰地显示气道及其毗邻组织的结构,对协助诊断气道及其周围组织结构的异常提供很好的依据[3]。

　　此外,该病例中的患儿既往就有喘息病史、湿疹史和家族过敏性疾病史,在食管异物解除后,我们进行了追踪随访。结果发现患儿是在支气管哮喘的基础上合并有食管异物,虽然食管异物得到了解决,但由于原有的支气管哮喘没有进行正规的治疗,使得喘息出现了反复。因此,在临床工作中我们对于反复喘息且检查发现有其他疾病的患儿,在其他疾病得到治疗后,仍应进行随访观察,警惕因在其他疾病的基础上合并支气管哮喘而导致喘息反复。

(张园园)

【评析】

婴幼儿哮喘的诊断一直以来是儿童哮喘诊断中的难点[4]。这是个很有趣的病例,3 岁的幼儿,突然出现阵发性咳嗽伴有喘息 2 个月就诊,院外抗哮喘治疗效果不佳,随做胸部 CT+ 气道重建,出乎意料的是发现临床相对少见的"食管圆形异物?"进一步做食管镜,取出一圆形纽扣,诊断"食管异物",患儿喘息症状消失,出院。大家高兴地认为找到了咳嗽、喘息的病因,却忽视了病史中既往有反复喘息 3 次的病史,以及婴儿期有湿疹病史和父亲有过敏性鼻炎的病史。出院后 4 个月再次因"咳嗽、气喘 5 天"就诊,体格检查呼气相延长、双肺可闻及明显喘鸣音,过敏原检测尘螨、猫毛屑阳性,总 IgE 明显增高,考虑"支气管哮喘",给予"孟鲁司特钠"口服,喘息未再反复。

尽管目前尚无特异性的检测方法和指标可作为学龄前喘息儿童哮喘诊断的确诊依据,但我们却可以通过对患儿病史的详细了解,主要依据症状,发作的频度、严重程度及是否存在哮喘发生的危险因素,评估患儿发展为持续性哮喘的可能性,从而判断是否需要启动长期控制治疗,并依据治疗反应进一步支持或排除哮喘的诊断[1],如多于每月 1 次的频繁发作性喘息、活动诱发的咳嗽或喘息、非病毒感染导致的间歇性夜间咳嗽、喘息症状持续至 3 岁以后、抗哮喘治疗有效但停药后又复发者高度提示哮喘的诊断[4]。对于支持诊断者应大胆地诊断"哮喘",而不要一直带着"可疑"或"哮喘?"的帽子,延误治疗。对于按哮喘规范化治疗、疗程足够(4~8 周)症状仍不缓解者一定要在排除吸入方法不正确、依从性差等问题后,积极查找其他可能引起喘息的病因,避免误诊,如本例少见的"食管异物"[5]。

(蔡栩栩)

参考文献

1. Ducharme FM,Tse SM,Chauhan B.Diagnosis,management,and prognosis of preschool wheeze.Lancet,2014,383(9928):1593-1604.
2. 赵绯,张振英,张亚梅.小儿食管异物及其严重并发症的处理(附 23 例报告).临床耳鼻咽喉科杂志,2003,17(7):404-406.
3 利汉其,廖友明,罗翠云,等.多层螺旋 CT 三维重建在小儿气喘可疑病因诊断中的价值.广东医学,2015,36(5):723-725.
4. 中华医学会儿科学分会呼吸学组,《中华儿科杂志》编辑委员会.儿童支气管哮喘诊断与防治指南(2016 年版). 中华儿科杂志,2016,54(3):167-181.

5. Bao Y,Chen Z,Liu E,et al.Risk Factors in Preschool children for Predicting Asthma During the Preschool Age and the Early School Age:a Systematic Review and Meta-Analysis.Curr Allergy Asthma Rep,2017,17(12):85.

08